Manual do Auxiliar
de Enfermagem

ENFERMAGEM

Outros livros de interesse

Almeida – Diabetes Mellitus – Uma Abordagem Simplificada para Profissionais da Saúde
Aun, Younes, Birolini – Terapia Intensiva em Enfermagem
Ávila – Socorro, Doutor! Atrás da Barriga Tem Gente
Belén – Semiologia e Semiotécnica de Enfermagem
Bertolino – Série Ajudando a Enfermagem – Depto. de Enfermagem da Escola Paulista de Medicina – UNIFESP
  Vol. 1 Rotinas Hospitalares para Enfermagem
  Vol. 2 Guia de Compras Médico-Hospitalares para Enfermagem
Canetti e Santos – Manual de Socorro de Emergência
Cássia – Manual do Auxiliar de Enfermagem 2ª ed.
Cesaretti – Assistência em Estomaterapia – Cuidando do Ostomizado
Cleamaria Simões – Glossário de Enfermagem
Colombrini – Enfermagem em Infectologia – Cuidados com o Paciente Internado
Colombrini – Leito Dia em AIDS – Experiência Multiprofissional na Assistência dos Doentes
Costardi – Ensinando e Aprendendo com Novo Estilo de Cuidar
Crosseti – Novos Horizontes no Processo de Cuidar – A Questão Existencial de Enfermagem
Dan – Nutrição Oral, Enteral e Parenteral na Prática Clínica 3ª ed. (2 vols.)
Duarte e Diogo – Atendimento Domiciliar – Um Enfoque Gerontológico
Edilza Maria – A Enfermagem em Pediatria e Puericultura
Edva – Enfermagem em Terapêutica Oncológica
Fortuna – O Pós-Operatório Imediato em Cirurgia Cardíaca – Guia para Intensivistas, Anestesiologistas e Enfermagem Especializada
Franchini – Procedimentos Técnicos de Enfermagem em UTI Neonatal
Inaiá – Bases Psicoterápicas da Enfermagem
Laganá – Câncer – Protocolos de Controle de Enfermagem
Leone e Tronchin – Assistência Integrada ao Recém-Nascido de Alto Risco
Maciel – Enfermagem nos Métodos Dialíticos em Unidades de Terapia Intensiva
Mayor – Manual de Procedimentos e Assistência de Enfermagem
Meltzer – Enfermagem na Unidade Coronária
Monteiro – Trauma – Atendimento Pré-Hospitalar
Mussi – Técnicas Fundamentais de Enfermagem

Nishide – Assistência de Enfermagem ao Paciente Gravemente Enfermo
Nishimura – Enfermagem nas Unidades de Diagnóstico por Imagem – Aspectos Fundamentais
Oliveira – Home-Care – Garantindo uma Excelente Assistência Domiciliar
Quênia – Ventilação Mecânica Básica para Enfermagem
Parra e Saad – Instrumentação Cirúrgica 3ª ed.
Parra e Saad – Noções Básicas das Técnicas Operatórias
Peterline – O Cotidiano da Prática de Enfermagem Pediátrica
Pizzolli – Tecnologia e Enfermagem – Harmonia para Qualidade no Desempenho Profissional
Protásio da Luz – Nem só de Ciência se Faz a Cura
Santos – **Série Atualização em Enfermagem**
  Vol. 1 Enfermagem Fundamental – Realidade, Questões, Soluções
  Vol. 2 Enfermagem Médico-Cirúrgica
  Vol. 3 Enfermagem em Saúde Coletiva
  Vol. 4 Enfermagem Materno-Infantil
Santos e Assis – Legislação em Enfermagem – Atos Normativos do Exercício e do Ensino
Souza – Assistência de Enfermagem em Infectologia
Tamara – Instrumentos Básicos para o Cuidar – Um Desafio para a Qualidade de Assistência
Tashiro – Assistência de Enfermagem em Ortopedia e Traumatologia
Teixeira – Manual de Enfermagem Psiquiátrica
Therezinha Verrastro, Lorenzine e Wendel Neto – Hematologia e Hemoterapia – Fundamentos de Morfologia, Fisiologia, Patologia e Clínica
Unicamp – Manual de Utilização e Higienização de Equipamentos – Divisão de Nutrição da Unicamp
Unicamp – Procedimentos Básicos de Enfermagem – Deptos. de Enfermagem do Hospital de Clínicas e da Faculdade de Ciências Médicas da Unicamp
Unicamp – Procedimentos Especializados de Enfermagem – Deptos. de Enfermagem do Hospital de Clínicas e da Faculdade de Ciências Médicas da Unicamp

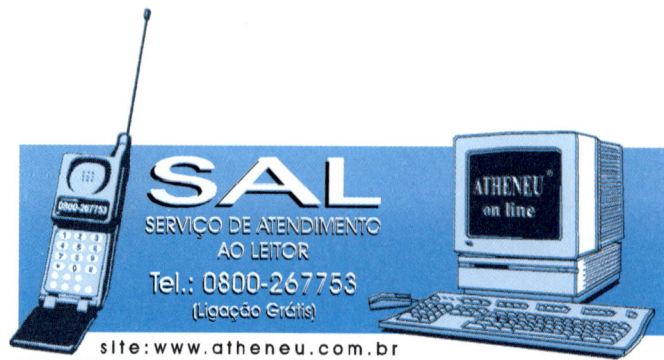

O PRONTO ATENDIMENTO DE SUAS DÚVIDAS E SUGESTÕES

Manual do Auxiliar de Enfermagem

2ª edição

CARMEN DE CÁSSIA MIGUEL PEIXOTO
Graduada em Enfermagem. Escola Ana Néri.
Universidade Federal do Rio de Janeiro

Revisão Técnica
JOSÉ MÁRCIO DA S. SILVEIRA
Graduado em Enfermagem. Escola Luiza de Marillac.
Pontifícia Universidade Católica do Rio de Janeiro

Atheneu
São Paulo • Rio de Janeiro • Belo Horizonte

EDITORA ATHENEU

São Paulo — Rua Jesuíno Pascoal, 30
Tels.: 222-4199 • 220-9186
Fax: 223-5513
E-mail: atheneu-sp@atheneu.com.br

Rio de Janeiro — Rua Bambina, 74
Tel.: 2539-1295
Fax: 2538-1284
E-mail: atheneu@atheneu.com.br

Belo Horizonte — Rua Domingos Vieira, 319 – Conj. 1.104

PLANEJAMENTO GRÁFICO/CAPA: Equipe Atheneu

Dados Internacionais de Catalogação na Publicação (CIP)
(Câmara Brasileira do Livro, SP, Brasil)

Peixoto, Carmem de Cássia Miguel
    Manual do auxiliar de enfermagem / Carmem de Cássia Miguel Peixoto; revisado por José Márcio da S. Silveira. – São Paulo: Editora Atheneu, 2001.

    Bibliografia.

    1. Auxiliar de enfermagem 2. Enfermagem – Estudo e ensino 3. Enfermagem – Técnica 4. Neuropsiquiatria – Enfermagem 5. Prática de enfermagem I. Silveira, José Márcio da S. II. Título.

96-1424   CDD-610.730698

Índices para catálogo sistemático:
1. Auxiliares de enfermagem: Ciências médicas 610.730698

Peixoto, C.C.M.
MANUAL DO AUXILIAR DE ENFERMAGEM – 3ª reimpressão da 2ª edição

© Direitos reservados à EDITORA ATHENEU São Paulo, Rio de Janeiro, Belo Horizonte – 2001

*Este é o resultado de um trabalho de longos anos,
preparando Auxiliares de Enfermagem
e adequando o material didático necessário
para oferecer-lhes uma boa formação profissional.
Esperamos que, com o nosso modesto manual,
possamos contribuir com todos os colegas
que, como nós, lutam pela elevação do nível
da Enfermagem no Brasil.*

Sumário

1
Introdução à Enfermagem, **1**

2
Noções de Enfermagem Médica, **55**

3
Noções de Enfermagem Cirúrgica, **77**

4
Noções de Enfermagem Materno-Infantil, **91**

5
Noções de Enfermagem em Saúde Pública, **117**

6
Enfermagem Neuropsiquiátrica, **131**

Bibliografia, **147**

1. Introdução à Enfermagem

HOSPITAL

É uma estrutura planejada em moldes que apresenta o ideal dos serviços profissionais na concepção dos médicos, enfermeiros e demais pessoas empenhadas nos cuidados do doente.

FUNÇÕES DO HOSPITAL

1) Proporcionar assistência aos doentes, visando a sua recuperação.
2) Colaborar nos programas gerais de saúde pública.
3) Proporcionar ativamente na formação de profissionais da equipe de saúde.
4) Promover pesquisa no campo da medicina e das ciências correlatas.

CLASSIFICAÇÃO

1) Clínicos:
   Geral — o que oferece variedade de clínicas.
   Especial — o que atende a um só tipo de clínica.
2) Administrativos:
   Federais
   Estaduais
   Municipais

ORGANIZAÇÃO

O hospital é dirigido por um conselho administrativo que tem como delegado executivo o diretor.

Subordinado ao diretor, estão os chefes de todos os serviços.

Os serviços encontrados na maioria dos hospitais são:
1) Serviços Médicos — enfermarias e ambulatórios.
2) Serviços de Diagnóstico e Tratamento — raios X, laboratório, banco de sangue, e outros.
3) Serviços Técnicos — enfermagem, nutrição, arquivo, etc.

O PACIENTE NO HOSPITAL

O conceito de paciente e doente.

Doente. Todo indivíduo portador de uma doença.

Paciente. Todo indivíduo submetido a tratamento e observação.

No hospital, todo indivíduo é um paciente, nem todos são doentes.

O Paciente e a Enfermagem

O paciente é o objetivo principal da enfermagem. Como tal, ele deve ser observado sob três aspectos:

1) Religioso — não podemos esquecer jamais o código da ética da enfermagem que diz: "O enfermeiro respeita as crenças religiosas e a liberdade de consciência de seus pacientes e zela, com a necessária prudência, para que não lhes falte assistência espiritual."

2) Social — respeito à condição social do indivíduo é obrigação do enfermeiro. Adaptar suas necessidades de tratamento a seus hábitos sociais deve ser uma preocupação constante.

3) Psicológico — o homem é o único animal que possui o privilégio de manipular consciente ou inconsciente a matéria-prima de seu sofrimento e o dom de entender sua desventura.

Por isso, todo paciente é um medroso.

O enfermeiro, muitas vezes, pode proporcionar-lhe com carinho e paciência melhor tratamento que qualquer terapia moderna.

É preciso entender e conhecer seu paciente.

Tipos de Paciente

a) Superinformado — o que leu ou ouviu muito sobre sua doença. Duvida de seu médico.

Tratamento: discussão franca, reeducação.

b) Medroso — é calado.

Tratamento: o estímulo pode ajudá-lo a falar e abrir-se.

c) Multissomático — aquele que tem todos os sintomas e doenças.

Tratamento: observação mais acentuada para diferenciar o real do criado por ele.

d) Agressivo — é hostil.

Tratamento: é o paciente mais trabalhoso porque requer atenção e paciência.

ENFERMAGEM

Enfermagem é uma arte e uma ciência que visa ao paciente como um todo — corpo, mente e espírito; promove sua saúde espiritual, mental e física, pelo ensino e pelo exemplo; acentua a educação sanitária e a preservação da saúde.

Atributos da Enfermagem

1) A aplicação dos conhecimentos dessa arte e dessa ciência.

2) A adaptação dos meios à prática dos ensinamentos adequados.

3) O cumprimento das determinações médicas com exatidão dos mínimos detalhes.

4) O compromisso de honra com o segredo profissional.

CONDIÇÕES GERAIS PARA A BOA EXECUÇÃO DE ENFERMAGEM

1) Quanto à segurança:
   a) Evitar contaminação, conservando as mãos limpas, usando material esterilizado quando indicado, cuidando do material contaminado.
   b) Adequação das técnicas com segurança.
   c) Evitar resfriados.
   d) Evitar acidentes.
2) Quanto ao conforto:
   a) Manter o silêncio nas enfermarias.
   b) Evitar no trabalho ruídos desnecessários.
   c) Proporcionar meios ao doente que contribuam para seu bem-estar físico, mental e espiritual.
3) Quanto à economia de tempo, esforço e material:
   a) Evitar desperdício de movimento.
   b) Conservar o material limpo e arrumado.
   c) Observar os princípios de boa postura.

Atividades típicas do auxiliar:

1) Prestar assistência de enfermagem, realizar cuidados de conforto e higiene nos pacientes.

2) Observar e registrar sinais e sintomas, administrar medicamentos, verificar sinais vitais, colher material para exame, fazer curativos, instrumentar cirurgias, etc.

3) Respeitar e acatar as decisões do enfermeiro.

ASPECTOS JURÍDICOS FUNDAMENTAIS

Crimes Doloso e Culposo

Crime Doloso. Quando o agente deu causa ao resultado ou assume o risco de produzi-lo (eutanásia).

Crime Culposo. Quando o agente deu causa ao resultado por: imprudência, negligência ou imperícia.

Exemplo de Crime Culposo em Enfermagem

1) Antecipar o horário de um medicamento (imprudência).
2) Deixar de administrá-lo no horário (negligência).
3) Administrá-lo erradamente (imperícia).

Nessas ocorrências, quando o paciente tem lesão corporal ou morte, estará o profissional incurso na lei penal e sujeito a uma condenação.

FORMAÇÃO DO AUXILIAR

Objetivos:
a) Formar habilitados capazes de prosseguir no seu desenvolvimento como pessoa humana.
b) Participar do planejamento e prestar cuidados de enfermagem aos indivíduos na saúde e na doença.

PRONTUÁRIO

Constitui uma soma total dos relatórios médicos e de enfermagem, usados durante a estada do paciente no hospital. Após a alta, os relatórios vão para o arquivo.

As folhas constantes de um prontuário variam com o hospital.
Ele é útil:
a) ao paciente
b) ao médico
c) ao hospital
d) na defesa legal
e) para saúde pública

O relatório de enfermagem mostra um registro claro e conciso:
a) das condições do paciente
b) do tratamento que ele recebe
c) das reações do paciente ao tratamento

Regras para as anotações:
1) Usar letra legível ou de forma.
2) Usar caneta vermelha entre 19 e 7 horas.
3) Anotar o tratamento imediatamente após a execução.
4) Usar caneta azul entre 7 e 19 horas.

Devem ser anotados pela enfermagem:
1) Qualquer sintoma anormal ou modificação do estado do paciente.
2) As condições mentais e psicológicas.
3) Todos os medicamentos e tratamentos feitos.

TERMINOLOGIA MÉDICA

APARELHO DIGESTIVO

1) Apetite ou apetência — Vontade de comer
2) Apetecer — Ter apetite
3) Anorexia — Falta de apetite
4) Anorexigênico — Que desperta o apetite
5) Inapetência — Falta de apetite
6) Fome — Desejo ardente do alimento
7) Polifagia — Fome excessiva

8) Sede — Necessidade de ingerir líquido
9) Polidipsia — Sede excessiva ou insaciável
10) Hidratação — Introdução de água ou líquido no organismo
11) Hidratar — Introduzir líquido no organismo
12) Desidratado — Que perdeu água
13) Desidratação — Ato de desidratar, perdas de líquidos orgânicos
14) Hídrico — Relativo à água
15) Prandial — Relativo às refeições
16) Disfagia — Dificuldade de deglutir
17) Odinofagia — Deglutição dolorosa do alimento
18) Gastralgia — Dor localizada no estômago
19) Gastrostomia — Formação cirúrgica de fístula gástrica na parede abdominal para introduzir alimentos
20) Gastróstomo — Sonda usada na gastrostomia
21) Gavage — Introdução de alimentos no estômago por sonda oro ou nasogástrica
22) Regurgitação de alimentos — Expulsão, sem esforço, através da boca, de alimentos provenientes do estômago
23) Vômitos — Emissão violenta, pela boca, do conteúdo estomacal
24) Eructação — Arroto
25) Pirose — Sensação de queimadura no estômago e no esôfago. Azia
26) Dispepsia — Distúrbio da função digestiva
27) Dispéptico — Que sofre de dispepsia
28) Estomatite — Inflamação da boca
29) Glossite — Inflamação da língua
30) Gastrite — Inflamação do estômago
31) Sialose — Fluxo da saliva, salivação
32) Sialorréia — Salivação abundante
33) Adnamia — Falta de dinamismo (ânimo)
34) Astenia — Fadiga, cansaço
35) Melena — Presença de sangue nas fezes (sangue escuro)
36) Diarréia — Evacuação constante de fezes líquidas ou semilíquidas
37) Constipação — Prisão de ventre
38) Hematêmese — Vômito de sangue proveniente do estômago, de cor escura
39) Flatos ou flatus — Gás ou ar no estômago ou nos intestinos
40) Flatulência — Acúmulo anormal de gases no estômago ou nos intestinos provocando distensão abdominal
41) Glicemia — Glicose no sangue
42) Hiperglicemia — Taxa de glicose no sangue, acima do normal
43) Hipoglicemia — Taxa de glicose no sangue, abaixo do normal
44) Glicosúria — Presença de açúcar na urina

Outros Termos
1) Cefalalgia — Dor de cabeça generalizada
2) Cefaléia — Dor de cabeça localizada
3) Artralgia — Dor na articulação

APARELHOS CIRCULATÓRIO E RESPIRATÓRIO

1) Eupnéia — Respiração normal
2) Dispnéia — Dificuldade em respirar
3) Apnéia — Parada de respiração
4) Bradipnéia — Respiração lenta
5) Taquipnéia ou hiperpnéia — Respiração acelerada
6) Ortopnéia — Dificuldade de respirar quando deitado
7) Anóxia — Ausência de oxigênio no sangue
8) Hipóxia — Diminuição de taxa de oxigênio do sangue
9) Cianose — Coloração azul, às vezes escura ou lívida, da pele por embaraço circulatório
10) Cianótico — Relativo à cianose
11) Hipertensão — Tensão arterial acima do normal
12) Hipotensão — Tensão arterial abaixo do normal
13) Pulso apical — Batimentos cardíacos verificados no ápice do coração
14) Pulso radial — Batimentos cardíacos verificados sobre a artéria radial
15) Bradisfígmico — Pulso lento
16) Bradicardia — Diminuição dos batimentos do coração
17) Taquicardia — Aumento dos batimentos do coração
18) Taquisfígmico — Pulso rápido
19) Filiforme — Pulso com fluxo sanguíneo fraco
20) Dicrótico (pulso duplo) — Impressão de dois batimentos
21) Hematoma — Tumoração formada por extravasamento de sangue
22) Equimose — Mancha escura conseqüente a hemorragia sob a pele ou mucosas
23) Hiperemia — Abundância de sangue em qualquer parte do corpo (vermelhidão)
24) Petéquias — Pequenas hemorragias cutâneas, manchas vermelhas na pele
25) Lipotimia — Desfalecimento, vertigem

APARELHO TERMORREGULADOR

1) Temperatura animal — É o equilíbrio entre o calor produzido e o eliminado pelo corpo, sendo que no organismo humano o calor é distribuído pelo sangue circulante, através dos vasos sanguíneos, e controlado pelo centro nervoso de regulação térmica

2) Febre — Modificação patológica da temperatura
3) Pirexia — Febre
4) Apirexia — Ausência de febre
5) Febre contínua — Oscilação diária, podendo ultrapassar de 1 grau
6) Febre cotidiana — Em que a febre volta de 24 em 24 horas
7) Febre recorrente — Aparece e desaparece periodicamente com intervalos de vários dias ou semanas, apresentando-se geralmente às mesmas horas
8) Febre ondulante — Tipo de alternância de período de febre com períodos de apirexia
9) Sudorese — Suor abundante

APARELHO URINÁRIO

1) Anúria — Ausência de secreção urinária
2) Poliúria — Aumento do volume de urina
3) Oligúria — Diminuição do volume de urina
4) Hematúria — Presença de sangue na urina
5) Glicosúria — Presença de glicose na urina
6) Edema — Acúmulo patológico de líquido nos tecidos ou órgãos (inchaço)
7) Nictúria — Predominância do volume urinário à noite
8) Disúria — Emissão dolorosa e difícil da urina
9) Anasarca — Edema generalizado
10) Prurido — Coceira
11) Polaciúria — Excreção urinária de momento a momento
12) Piúria — Presença de pus na urina

REGIÕES DA FACE ANTERIOR DO CORPO

REGIÕES

1. Frontal
2. Orbitárias
3. Nasal
4. Malares
5. Masseterinas
6. Bucinadoras
7. Labial
8. Mentoniana
9. Supra-hióidea
10. Infra-hióidea
11. Carotifanas
12. Supraclaviculares
13. Claviculares
14. Infraclaviculares
15. Esternal
16. Torácicas
17. Mamárias
18. Epigástrica
19. Hipocôndrios
20. Mesogástrica
21. Umbilical
22. Flancos
23. Hipogástrica
24. Fossas ilíacas
25. Pubiana
26. Inguinais
27. Crurais
28. Peniana
29. Escrotal
30. Terços superiores dos braços
31. Terços médios dos braços
32. Terços inferiores dos braços
33. Prega dos cotovelos
34. Terços superiores dos antebraços
35. Terços médios dos antebraços
36. Terços inferiores dos antebraços
37. Punhos
38. Côncavos das mãos
39. Terços superiores das coxas
40. Terços médios das coxas
41. Terços inferiores das coxas
42. Rotulianas
43. Faces anteriores dos joelhos
44. Terços superiores das pernas
45. Terços médios das pernas
46. Terços inferiores das pernas
47. Lateral externa das pernas
48. Lateral interna das pernas
49. Dorsal do pé

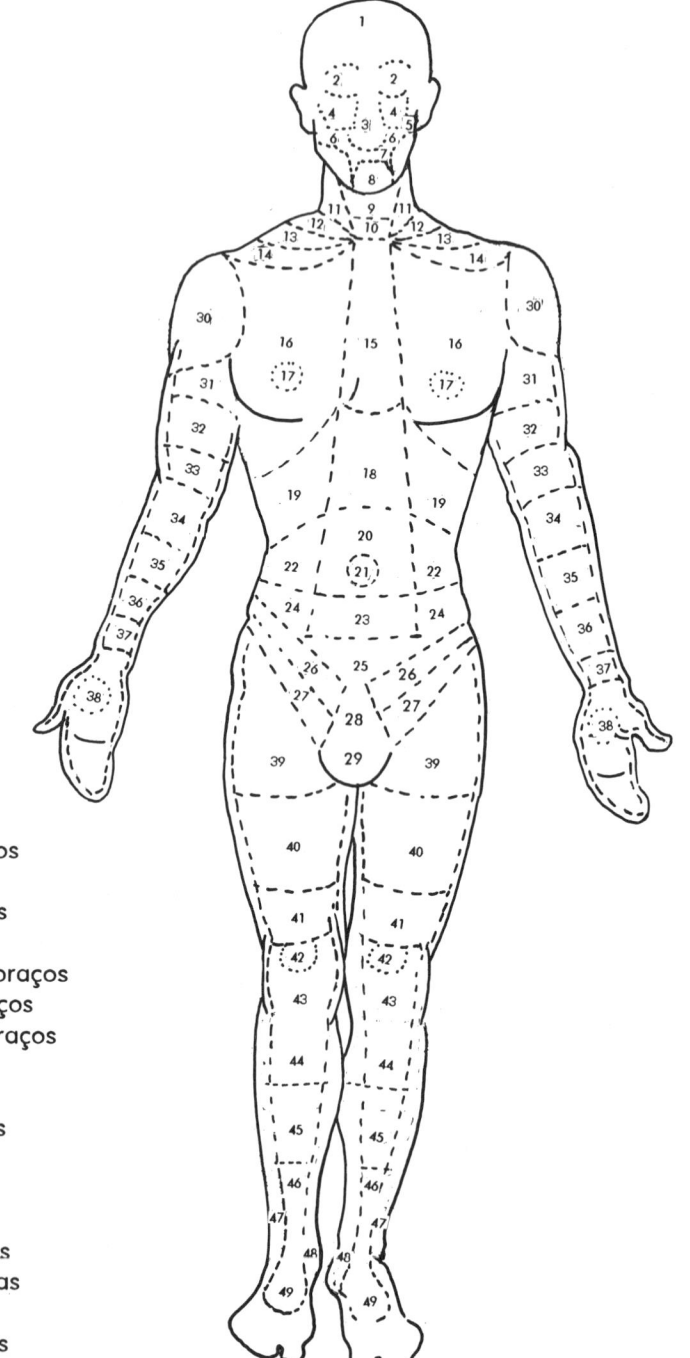

REGIÕES

1. Parietal
2. Frontal
3. Orbitária
4. Temporal
5. Occipital
6. Auricular
7. Nasal
8. Malar
9. Zigomática
10. Masseterina
11. Nuca
12. Mastóidea
13. Labial
13a. Carotidiana
14. Bucinadora
15. Supraclavicular
16. Mentoniana
17. Supra-hióidea
18. Infra-hióidea
19. Escápulo-umeral
20. Clavicular
21. Infraclavicular
22. Torácica
23. Esternal
24. Deltoidiana
25. Terço superior do braço
26. Terço médio do braço
27. Terço inferior do braço
28. Lateral do cotovelo
29. Cotovelo
30. Terço superior do antebraço
31. Terço médio do antebraço
32. Terço inferior do antebraço
33. Punho
34. Dorsal da mão
35. Plantar da mão
36. Mamária
37. Hipocôndrio
38. Epigástrica
39. Flanco
40. Mesogástrica
41. Umbilical
42. Hipogástrica
43. Pubiana
44. Fossa ilíaca
45. Inguinal
46. Crural
47. Ilíaca
48. Glútea
49. Terço superior da coxa
50. Terço médio da coxa
51. Terço inferior da coxa
52. Faca do joelho
53. Rotuliana
54. Poplítea
55. Terço supeior da perna
56. Terço médio da perna
57. Terço inferior da perna
58. Maleolar
59. Dorsal do pé
60. Caleaneana
61. Lateral do pé
62. Pedartículos

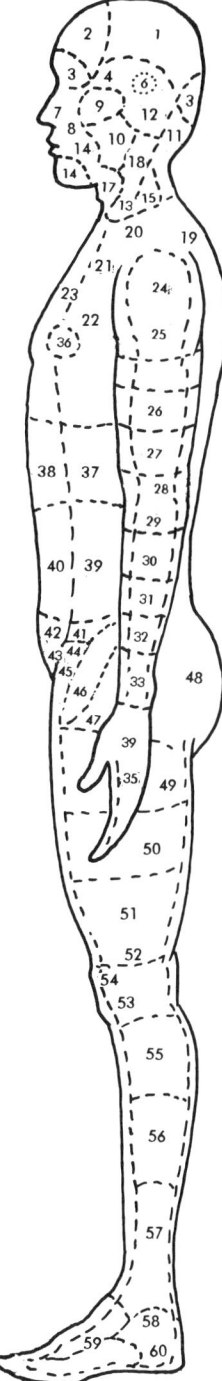

FACE POSTERIOR DO CORPO

Regiões

1. Parietal
2. Occipital
3. Temporal
4. Cervical
5. Supra-escapular
6. Escapular
7. Dorsal
8. Lombar
9. Ilíaca
10. Espondiléia
11. Sacrococcígea
12. Glútea
13. Terço superior da coxa
14. Terço médio da coxa
15. Terço inferior da coxa
16. Poplítea
17. Terço superior da perna
18. Terço médio da perna
19. Terço inferior da perna
20. Molecular externa
21. Calcaniana
22. Borda externa do pé
23. Deltoidiana
24. Terço superior do braço
25. Terço médio do braço
26. Terço inferior do braço
27. Cotovelo
28. Terço superior do antebraço
29. Terço médio do antebraço
30. Terço inferior do antebraço
31. Punho
32. Face dorsal da mão

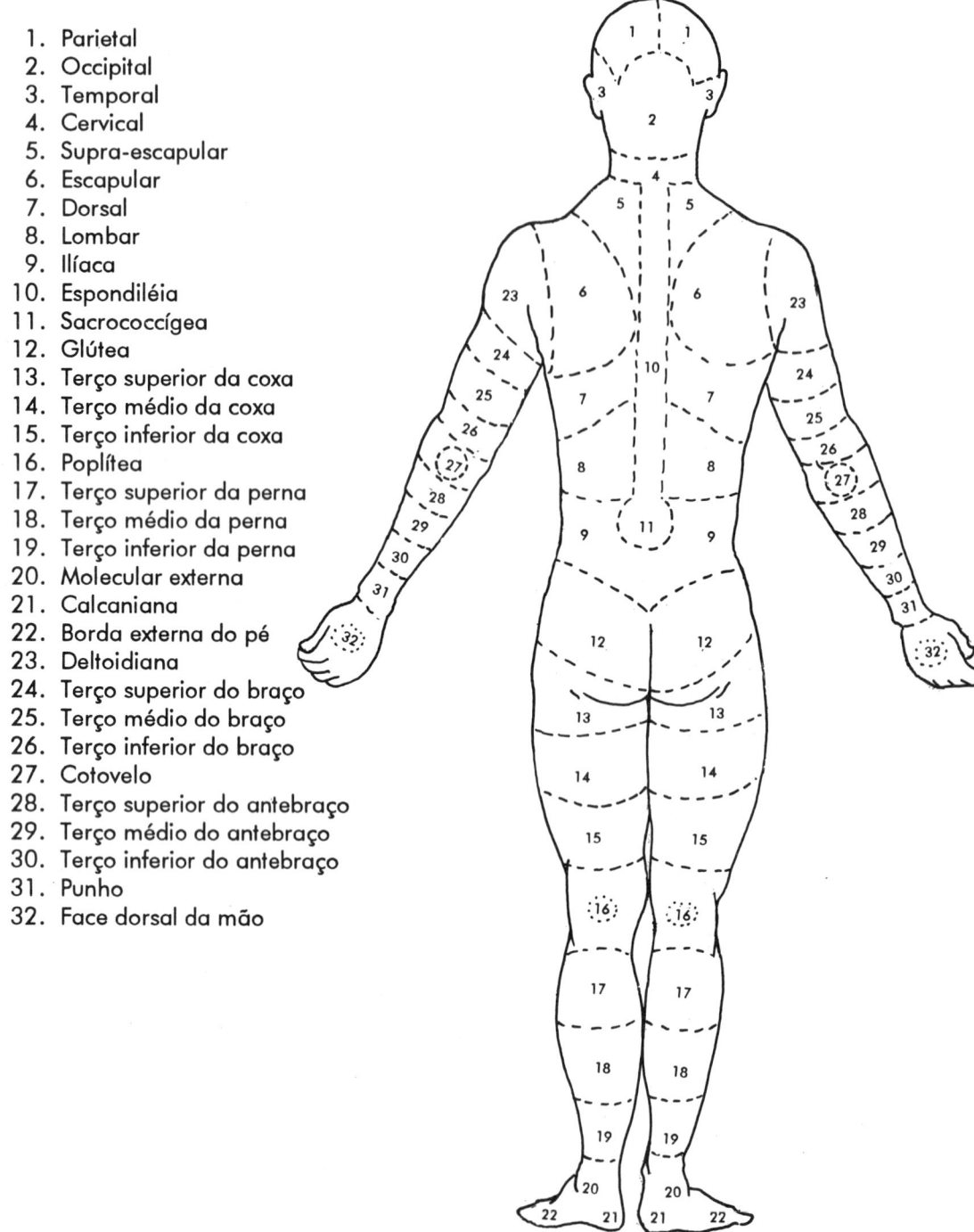

OBSERVAÇÃO DO PACIENTE

Uma das qualidades essenciais do enfermeiro é a capacidade de observação. Ela pode ser desenvolvida pela atenção e o progresso nos conhecimentos científicos de interesse para o seu trabalho.

Finalidade da observação:
1) Fornecer ao médico informações de interesse do paciente para o diagnóstico e tratamento.
2) Regular as atividades do paciente de acordo com sua capacidade física e mental.
3) Planejar os cuidados de enfermagem de modo a proporcionar ao paciente o máximo de benefício e conforto.

SINTOMAS OBJETIVOS

São todos aqueles que se pode observar ou que são revelados por métodos especiais de exame. Ex: a cor da pele, o suor, o estado das secreções.

SINTOMAS SUBJETIVOS

São aqueles informados pelo paciente: cefaléia, prurido, etc.

Sintomas a observar:
1) Aparência geral:
   a) pele
   b) extremidades superiores e inferiores
   c) tronco
   d) seios
   e) abdômen
   f) face
   g) cabelo
   h) olhos, ouvidos
   i) boca e garganta
   j) gengivas
   l) dentes, língua e lábios
   m) apetite, urina, fezes, tosse, transpiração, etc.

O enfermeiro deve rigorosamente observar os sinais e sintomas, anotando-os cuidadosamente no prontuário do paciente na hora exata.

Ao passar o plantão, todas as observações serão transcritas para o relatório de enfermagem. O menor sintoma observado não deve ser desprezado. Não há paciente regular, nem paciente bem.

Quando ele está bem, anota-se aparentemente bem.

Para os sintomas objetivos, usa-se: o paciente apresentou...

Para os sintomas subjetivos, usa-se o termo: o paciente acusou, informou ou relatou...

Exemplos de anotações:
O paciente acusa cefaléia, anorexia e flatulência. Apresenta palidez acentuada e sudorese moderada. Aux. Joana.

ADMISSÃO E ALTA DO PACIENTE

O internamento ou admissão significa a entrada do paciente no hospital.
O paciente pode procurar o hospital de várias maneiras:
1) Por sua própria vontade.
2) Seguindo conselho médico.
3) Diante de uma ordem legal.

Ao receber o paciente, devemos observar:
1) Fator psíquico: o medo, o local estranho, os problemas sociais, o afastamento da família.
2) O estado geral do paciente.

Providências da enfermagem:
1) Preparar o prontuário.
2) Observar se a unidade está completa e em condições.
3) Mostrar-lhe a enfermaria e colocá-lo à vontade.
4) Preparar a admissão, observando e anotando:
   a) hora da admissão
   b) mensuração
   c) sinais vitais
   d) procedência
   e) a época do início da doença e sintomas
   f) o que acusa no momento (sintomas subjetivos)
   g) funcionamento renal e intestinal
   h) sintomas objetivos
   i) estado de higiene (dentes, presença de próteses, etc.)
   j) estado psíquico
   l) história de alergia

5) Passar a admissão no prontuário.
6) Avisar o médico e nutrição da admissão.

ALTA

É o último contato do paciente com o hospital. O enfermeiro deve esclarecê-lo sobre seu estado, o que pode fazer, comer, etc.
Acompanhá-lo até a porta. Anotar:
1) Hora de saída.
2) Estado geral.
3) Acompanhamento de quem.

RELATÓRIO DE ENFERMAGEM

Aluno:
Enf.:   Leito: Registro:
Data   Hora   Tratamento e Observação de Enfermagem
            10:00   Admitido com TPR 36°. 80.18 e T. A Mx 12 Mn 7.

Peso: 50kg. Altura: 1,65m. Veio andando, procedente de sua residência. Informa que há aproximadamente dois meses surgiram os seguintes sintomas: cefaléia frontal diária, perda de peso, dor pós-prandial na região epigástrica, pirose, náuseas, insônia e hiperexcitação. Apresenta palidez, emagrecimento e postura incorreta (encurvado). Diz apresentar constipação intestinal e urinar normalmente. Durante a entrevista apresentou-se deprimido e preocupado com sua doença. Higiene relativamente boa. Apresenta prótese dentária superior. No momento acusa dor na região epigástrica e pirose. Nega história de alergia.

Auxiliar: _____

UNIDADE DO PACIENTE

Entende-se por unidade do paciente, a área ocupada pelo mesmo.

Material da Unidade

1) Cama segura e limpa, de preferência de *fowler*, para facilitar mudanças de posições.
2) Travesseiros — em número suficiente para o conforto do paciente.
3) Mesa-de-cabeceira com: bacia, material de higiene, comadre, copo e água.
4) Cadeira
5) Roupa:
   a) dois lençóis — um protetor do paciente e um protetor de colchão.
   b) colcha.
   c) cobertor se necessário.
   d) fronhas.
   e) um lençol móvel ou traçado.
   f) um impermeável.

Preparo da Unidade

Finalidades

1) Conforto e segurança
2) Evitar a propagação de infecção
3) Conduzir o paciente ao repouso e sono

Tipos de Cama

1) Fechada — sem paciente
2) Aberta:
   a) com paciente acamado
   b) com paciente ambulante

CAMA SIMPLES (fechada)

Material

A roupa necessária.

Técnica

1) Levar a roupa de cama e colocá-la sobre a cadeira.
2) Colocar a cadeira aos pés da cama.
3) Dobrá-las observando a ordem adequada.
4) Vestir o travesseiro e colocá-lo sobre a cadeira.
5) Arrumar a cama, observando a técnica adequada.
6) Passar para o outro lado, levando o travesseiro.
7) Estender toda a roupa, observando a técnica.
8) Colocar o travesseiro em pé, apoiado na cabeceira da cama.
9) Retornar ao lado inicial, colocando a cadeira no lugar.

LIMPEZA DIÁRIA

Finalidades

— Preparar uma cama confortável e segura ao paciente ambulante
— Higiene
— Evitar o aparecimento e a propagação de infecções

Material

Bandeja com:
— Cuba redonda com água ou solução desinfetante
— Cuba-rim com pano de limpeza

Técnica

1. Colocar a cadeira aos pés da cama.
2. Trazer a bandeja de limpeza e colocá-la na mesa.
3. Colocar o travesseiro na cadeira.
4. Soltar a roupa de cama, começando pelo lado mais distante.
5. Dobrar a roupa de cama com a técnica correta e colocá-la sobre a cadeira.
6. Virar o colchão, se necessário.
7. Preparar a cama, tendo o cuidado de dobrar o lençol protetor do paciente e a colcha sobre o colchão.
8. Fazer a limpeza da cama na seguinte ordem:
    a) lavar o lado mais próximo começando pela cabeceira
    b) baixar o lençol protetor do paciente e a colcha
    c) colocar a bandeja na cadeira
    d) lavar o lado oposto, começando pelos pés da cama
    e) baixar a roupa de cama
    f) levar a cadeira com a bandeja para junto da mesa-de-cabeceira
    g) lavar a mesa, primeiro o interior, depois o exterior
    h) colocar a bandeja na mesa
    i) lavar a cadeira
    j) colocar a cadeira no lugar e observar se a unidade está em ordem
    l) levar a bandeja para a sala de material
    m) trazer o material do paciente.

LIMPEZA GERAL

Indicações da Limpeza Geral

1. Quando o paciente falece.
2. Quando o paciente é transferido.
3. Quando o paciente tem alta.
4. Quando o paciente é operado.
5. Uma vez por semana.

Material Necessário

Bandeja contendo:
— Jarro com água ou solução desinfetante.
— Cuba redonda com solução desinfetante.
— Cuba-rim com pano de limpeza.

Material Acessório

— Balde.

Técnica

1. Colocar a cadeira aos pés da cama.
2. Passar para o lado oposto e desmanchar a cama.
3. Improvisar um saco de roupa suja com a colcha, amarrando-a aos pés da cama, a menos que haja depósito móvel. Se a cama não possuir grades, dobrar a roupa toda.
4. Colocar a roupa suja dentro do saco, com exceção do impermeável. Se a roupa foi dobrada, enrolá-la cuidadosamente. Colocar o travesseiro no meio do colchão, dobrando este último no sentido da cabeceira para os pés.
5. Levar a roupa suja e o impermeável.
6. Trazer a bandeja de limpeza geral, colocando seu conteúdo sobre a mesa-de-cabeceira. Colocar na bandeja o material que estiver na mesinha: copo, vidro d'água, etc., levando-os para a desinfecção.
7. Voltar à unidade com a bandeja e o balde.
8. Preparar a bandeja e colocar o balde aos pés da cama.
9. Colocar água na cuba redonda, molhar o pano e iniciar a limpeza, passando por trás da cama, na seguinte ordem:
    a) levar a metade do enxergão
    b) cabeceira da cama
10. Retirar o sabão e lavar quantas vezes for necessário.
11. Lavar a metade mais próxima e enxaguar.
12. Virar o colchão dos pés para a cabeceira.
13. Levar a bandeja para a cadeira, aos pés da cama.
14. Lavar a outra metade da cama, começando pelo lado mais distante.
15. Lavar e enxaguar o lado mais próximo.
16. Levar a cadeira com a bandeja para junto da mesa-de-cabeceira, tendo o cuidado de encostar o espaldar na cama.
17. Lavar a mesa, primeiro internamente, depois externamente.
18. Passar a bandeja para a mesa.
19. Lavar a cadeira.
20. Colocar a cadeira aos pés da cama.
21. Desdobrar o colchão.
22. Levar a bandeja, o balde e retornar com os objetos da unidade.
23. Trazer a roupa e preparar a cama.

Obs.: A limpeza diária e limpeza geral são atribuições do servente. É necessário que o auxiliar de enfermagem tenha conhecimento da técnica para exigir sua execução correta.

HIGIENE ORAL

Finalidades

1. Evitar o aparecimento das infecções nos aparelhos digestivo e respiratório.
2. Combater a infecção quando já instalada.
3. Dar conforto ao paciente.

Material

Bandeja com:
1. Cuba-rim com espátula e 1 pinça hemostática.
2. Cuba redonda com bolas de algodão.
3. Dentifrício ou solução anti-séptica.
4. Copo com água fresca (na mesa do paciente).

Método

1. Preparar o material
2. Preparar psicologicamente o paciente
3. Preparar o ambiente (desocupar sua mesa-de-cabeceira)

Técnica

1. Levar a bandeja colocando-a sobre a mesa.
2. Cobrir o peito do paciente com toalha de rosto.
3. Pegar a bola de algodão com a pinça, molhá-la e começar a higiene, tendo o cuidado de afastar as bochechas com a espátula.
4. Limpar os dentes, as bochechas e a língua, usando quantas bolas de algodão forem necessárias, colocando as bolas de algodão sujas na cuba-rim.
5. Terminada, enxugar a boca, recolher o material.
6. Todo o material usado deve ser cuidadosamente lavado.

Atenção: Pacientes que têm condições de escovar os dentes, oferecer-lhes a escova e o copo com água, e ensiná-los a deixar escorrer a água para a cuba-rim.

— Cuidados com a dentadura (prótese)

1. Em pacientes conscientes, retirá-la cuidadosamente, escová-la e colocá-la no lugar.
2. Em pacientes inconscientes ou que vão para cirurgia, ela deve ser retirada (lavada), embrulhada, identificada e entregue ao responsável pelo setor.

HIGIENE DO ROSTO E DAS MÃOS

A higiene do rosto é feita pela manhã e à noite, enquanto que a das mãos é feita todas as vezes em que se fizer necessária.

Material

— Bandeja com:
1. Bacia com água morna.
2. Toalha de rosto.
3. Sabonete.
4. Luva de banho se necessário.

Método

— Para o paciente bem:
1) Sentar o paciente na cama.
2) Forrar o peito e o colo com a toalha.
3) Colocar a bacia em seu colo.
4) Oferecer-lhe o sabão e deixá-lo lavar-se
5) Retirar a bacia e enxugar-lhe o rosto e as mãos.
6) Guardar o sabonete, lavar a bacia e guardá-la.

— Para o paciente impossibilitado de sentar-se:
1) Providenciar o mesmo material mais 1 luva de banho.
2) Deitá-lo em decúbito lateral.
3) Deixar o material na mesa-de-cabeceira.
4) Abrir a toalha sobre o peito.
5) Com o auxílio da luva de banho, lavar-lhe o rosto e secá-lo.
6) Com a bacia sobre a cama, mergulhar as mãos na bacia, lavá-las e secá-las.
7) Recolher o material.
8) Anotar.

LAVAGEM EXTERNA

Finalidades

— Limpeza.
— Conforto.
— Prevenir o aparecimento de infecção.
— Combater a infecção quando já instalada.

Indicações

— Diariamente, por ocasião do banho.
— Após a micção e defecação.
— Em caso de corrimento abundante.
— Preparo para exame ginecológico ou urológico.

Material Necessário

Bandeja com:
1) jarro com água a 38°C.
2) cuba redonda.
3) cuba-rim com três compressas de algodão.
4) sabão ou solução indicada.
5) impermeável forrado.
6) saco de papel.
7) um par de luvas.

Material Acessório

1) Comadre com coberta.
2) Biombos.

Métodos

1) Preparar a bandeja na sala de material.
2) Preparar psicologicamente o paciente.
3) Cercar a cama com biombos.
4) Desocupar a mesa-de-cabeceira.
5) Colocar a cadeira aos pés da cama.
6) Trazer a comadre e colocá-la na cadeira.
7) Trazer a bandeja e colocá-la sobre a mesa.

Técnica

1) Soltar o lençol protetor e a colcha.
2) Retirar a colcha.
3) Colocar a paciente em posição ginecológica, usando o lençol de cima.
4) Colocar o impermeável forrado.
5) Colocar a comadre (sempre pelo lado).
6) Passar a mesa para os pés da cama (se possível).
7) Colocar a solução indicada na cuba redonda.
8) Calçar as luvas.

9) Colocar uma compressa sobre a vulva.

10) Irrigar a vulva com pequena quantidade de água.

11) Molhar uma compressa na solução ou sabão e lavar toda a região vulvar externa (de cima para baixo).

12) Com a outra compressa lavar a região vulvar afastando os grandes lábios com o dedo indicador e polegar.

13) Irrigar a região vulvar com o resto da água.

14) Enxugar a região vulvar de cima para baixo.

15) Colocar a mesa no lugar.

16) Retirar a comadre e o impermeável por entre as pernas, colocando-as na cadeira.

17) Deixar o paciente em posição confortável.

18) Deixar o ambiente em ordem.

19) Levar a comadre.

20) Levar a bandeja.

21) Lavar o material.

22) Anotar o tratamento, a solução usada e as observações feitas durante a lavagem.

Nota: A lavagem externa masculina é feita com a mesma técnica.

BANHO NO LEITO

Finalidade

— Refrescar o paciente mental e fisicamente
— Aliviar o desconforto
— Estimular a circulação
— Aliviar a fadiga

Material Necessário

— Bandeja com:
  Jarro com água
  Cuba-rim com luva de banho
  Bacia
  Creme ou loção
  Frasco com sabão líquido ou sabonete
  Balde
  Biombos
  Jarro com água à 40°C
  Comadre

Método

1. Preparar o material para o banho.
2. Preparar psicologicamente o paciente.
3. Preparar o ambiente.
4. Cercar a cama com biombos e desocupar a mesa-de-cabeceira.
5. Colocar a cadeira aos pés da cama.
6. Trazer o material de banho e colocá-lo na mesa-de-cabeceira.

Técnica

1. Soltar a roupa de cama, começando pelo lado oposto.
2. Dobrar a colcha e colocá-la na cadeira.
3. Colocar o paciente em posição ginecológica e sob o mesmo a comadre protegida.
4. Fazer a lavagem dos órgãos genitais externos.
5. Levar o material da lavagem externa para o setor de material.
6. Providenciar a roupa de cama limpa, deixando-a sobre a cadeira.
7. Retirar a camisa do paciente e colocá-la no espaldar da cadeira.
8. Colocar a toalha de rosto sob a cabeça, forrando o travesseiro.
9. Lavar o rosto e enxugar. Guardar a toalha.
10. Colocar a toalha de banho sobre o peito, descer o lençol em leque até a região pubiana, deixar os braços do paciente sobre a toalha, lavar e enxugar primeiro o braço mais distante e a seguir o mais próximo. Lavar as duas mãos juntas (quando o paciente não puder movimentar os braços, lavá-las separadamente). Mandar o paciente colocar os braços sobre o travesseiro, lavar e enxugar o peito, começando pela axila mais distante e terminando na mais próxima. Lavar e enxugar o abdômen. A seguir fazer fricção com óleo, álcool ou loção. Retirar a toalha cobrindo o paciente com o lençol. Vestir a camisa sem abotoar atrás.
11. Colocar a toalha nos membros inferiores, um por vez, tendo o cuidado de mergulhar os pés na água.
12. Virar o paciente em decúbito lateral ou ventral, colocar a toalha, lavar e enxugar as costas. Abotoar a camisa.
13. Jogar toda a água da bacia e do jarro no balde e levá-lo para o setor.
14. Fazer a cama.
15. Pentear o cabelo, forrando o travesseiro com a toalha de rosto.
16. Arejar e afofar o travesseiro.
17. Levar o material, lavá-lo e guardá-lo.
18. Anotar no relatório de enfermagem o tipo de tratamento feito.

Atenção:

A massagem com óleo, álcool ou talco é importante para prevenir o aparecimento de escaras, em pacientes que não estão deambulando.

XAMPU

Finalidades

Evitar o aparecimento de pedículos.
Proporcionar conforto.
Estimular a circulação do couro cabeludo.

Material Necessário

— Bandeja com 1 jarro com água; 1 frasco com sabão líquido; 1 cuba redonda; 1 pente fino e 1 grosso; 1 recipiente com bolas de algodão; 1 cuba-rim; gaze

Material Acessório

— Impermeável grande; balde.

Técnica

1. Preparar o paciente psicologicamente.
2. Preparar o ambiente.
3. Colocar a cadeira aos pés da cama.
4. Trazer o material: balde, impermeável e acessórios.
5. Descer a colcha em leque. Dar uma dobra em triângulo no lençol de cima.
6. Afastar a camisa, protegendo o peito com uma toalha.
7. Colocar o impermeável forrado, protegendo o travesseiro.
8. Aproximar um pouco a cabeça do paciente para a beira da cama.
9. Forrar com uma toalha o impermeável e colocar sob a cabeça do paciente em direção ao balde.
10. Escovar os cabelos do paciente e penteá-lo.
11. Tamponar os ouvidos com uma bola de algodão.
12. Molhar a cabeça com água, lavar friccionando o couro cabeludo com gaze embebida em sabão líquido. A seguir ensaboar e lavar os cabelos.
13. Enxugar a cabeça.
14. Retirar o impermeável colocando-o dentro do balde.
15. Colocar a cabeça do paciente sobre o travesseiro forrado.
16. Retirar o algodão dos ouvidos.
17. Enxugar os cabelos, trocando as toalhas molhadas. Colocar as toalhas molhadas dentro do balde.
18. Secar bem os cabelos deixando-os soltos sobre a toalha.
19. Levar o balde e o restante do material.
20. Escovar os cabelos e penteá-los.
21. Deixar o doente confortável.

22. Anotar o tratamento feito no relatório de enfermagem.

Obs.: na impossibilidade de usar o impermeável grande, colocar o travesseiro sob os ombros do paciente utilizando uma bacia, sendo que serão necessários dois auxiliares para técnica improvisada.

PREVENÇÃO E CUIDADOS COM AS ESCARAS

Escara é uma lesão com tendência à gangrena ou necrose do tecido, devido à pressão exercida em determinada área limitando a nutrição dessa área onde os vasos são mais superficiais.

Causas que predispõem:

1) Orgânicas:
— avitaminoses
— anemias
— desidratação
— edemas
— hipoproteinemia
— diabetes
— doenças prolongadas

2) Imediatas:
— falta de movimentação
— falta de higiene
— fricção na roupa de cama
— rugas nas roupas da cama
— falta de vigilância em paciente acamados

Sintomas

— calor, hiperemia localizada, enrijecimentos da pele, dor, descoloração da pele, escarização e ulceração.

Tratamento

— sem lesão na pele:
a) limpeza da pele com água e sabão
b) fricção com óleo ou pomadas ou cremes hidratantes
c) mudança de decúbito

— com lesão da pele:
a) curativo quantas vezes necessário com medicamentos prescritos
b) mudança de decúbito. Toda vez que a escara estiver com muito tecido necrosado, é preciso fazer a limpeza cirúrgica (debridamento).

LIMITAÇÃO DE MOVIMENTOS

Finalidades

Evitar que o paciente caia da cama em certos estados de perturbação mental. Exemplos:
1) em delírios de temperatura elevada
2) pós-operatórios
3) psicopatias
4) convulsões

Meios para limitação de movimentos:
1) algemas
2) coletes
3) lençóis
4) tábuas
5) camas com grades
6) ataduras — simples e gessada

Cuidados de Enfermagem nas Limitações de Movimentos

1) mudar o paciente de posição para evitar escaras.
2) quando se coloca a contensão no abdômen, evitar a região epigástrica.
3) vigilância sobre as circulações.

Contra-Indicações

De algemas:
1) feridas, queimaduras nos membros e fraturas.
2) doenças do aparelho respiratório ou circulatório.

FUNÇÕES DO AUXILIAR NOS EXAMES COMPLEMENTARES

Dentre as várias funções do auxiliar, destaca-se a de prestar assistência e colaborar com a equipe de saúde no preparo do paciente para exames e fornecimentos de material para os mesmos.

O médico observa três fases importantes no exame do paciente:

1) *Anamnese* — histórico do paciente desde a infância e antecedentes hereditários, terminando com a história da doença atual.

2) *Exame físico propriamente dito* — verificação de sinais vitais, inspeção, apalpação, auscultação, etc.

3) *Mensuração* — peso e altura.

Finalidades do Exame Físico

1) preventivo
2) diagnóstico

Posição para Exame

1) *Ginecológica* — paciente em decúbito dorsal, pernas flexionadas, protegidas por um lençol.
2) *Litotômica* — posição ginecológica com as pernas bem flexionadas sobre o abdômen.

Quando em mesas ginecológicas, apoiar os pés nas perneiras.
Quando em camas, prender os joelhos sobre o abdômen com um lençol dobrado enviesado.

3) *Sims* — decúbito lateral, membro que está por cima, fica bem flexionado: pé tocando o joelho do membro abaixo.
4) *Jaakknif* — decúbito ventral — cabeça mais baixa que a região lombar e os membros inferiores bem mais baixos que o tronco, formando quase um ângulo agudo. Só é feita em cama especial.
Ex.: exame protológico.
5) *Genupeitoral* — decúbito ventral, ajoelhada na mesa de exames, com travesseiro sob o abdômen e tórax.
6) *Trendelenburg* — cabeça baixa, pernas elevadas. Quando em enfermarias usa-se nos pés da cama, suportes: pé-de-galinha, tijolos, etc.
7) *Decúbito ventral* (bruços)
8) *Decúbito dorsal* (costa)
9) *Decúbito lateral* (esquerdo ou direito)

Em qualquer tipo de exame, o auxiliar é responsável por:
1) Material necessário.
2) Preparo psicológico do paciente.
3) Conforto do paciente.
4) Proteção do corpo do paciente.
5) Auxílio ao médico em tudo o que for necessário.

LIMPEZA — DESINFECÇÃO — ESTERILIZAÇÃO

A limpeza, desinfecção e esterilização são atividades controladas pela enfermagem, que seleciona produtos e orienta o pessoal encarregado de executá-las, com a finalidade de controlar a infecção hospitalar.

Terminologia Específica

Limpeza — é a remoção física da sujeira visível.

Desinfecção — redução do número de microrganismos, potencialmente patogênicos, pela ação de agentes químicos ou físicos.

Esterilização — completa destruição de todos os microrganismos, incluindo os esporos.

Antissepsia — destruição ou inibição do crescimento de microrganismos dos tecidos ou fluidos, através de técnicas especiais, utilizando produtos químicos.

Sepsia — estado febril resultante da infecção por microrganismos.

Septicemia — síndrome clínica caracterizada por uma invasão de microrganismos no sangue, a partir de um foco localizado nos tecidos. A infecção de origem bacteriana, localizada e desenvolvida na circulação, é denominada bacteremia.

Técnica asséptica — método pelo qual a contaminação é prevenida. Técnica executada com material esterilizado, sem microrganismos.

Contaminação — introdução de microrganismos em locais e objetos em que eles não existam.

Material contaminado — com microrganismos.

LIMPEZA E DESINFECÇÃO NO HOSPITAL

No hospital, paredes, pisos, móveis, utensílios devem sofrer um processo de limpeza, não só por questões de estética, mas principalmente para controlar a disseminação de infecções.

A escolha de um desinfetante torna-se difícil, pois muitos se mantêm inativos na presença de corpos protéicos. Devemos, portanto, considerar as seguintes características ao selecionar um desinfetante próprio para superfícies:
— produzir morte rápida de microrganismos, incluindo bactérias vegetativas, esporos e vírus;
— não corroer metais;
— não descorar, nem manchar;
— não prejudicar partes de borracha e adesivos;
— não ser irritante para a pele;
— ser insípido e inodoro;
— ser atóxico;
— ser estável ao calor e às variações do pH;
— ter efeitos de ação prolongada;
— não perder sua atividade ao ser diluído.

Após a escolha do agente desinfetante, realizar uma limpeza friccionando rigorosamente as superfícies, para a remoção física dos contaminantes. Geralmente os desinfetantes para limpeza podem ser usados em soluções a 2%.

Para a desinfecção da pele o desinfetante deve possuir características como: não provocar irritações, produzir bastante espuma e promover a retirada de gorduras.

Todo o pessoal pertencente ao hospital e que mantém contato com os pacientes deve lavar freqüentemente as mãos em água corrente e de preferência morna, e secá-las com toalhas descartáveis.

Camas e travesseiros devem ser recobertos com plástico para evitar a contaminação por secreções exsudativas de um paciente para outro.

Os banheiros de um hospital devem ser lavados e cuidadosamente secos, pois o excesso de umidade, comum nesses locais, auxilia na proliferação de microrganismos.

Não utilizar o mesmo material de limpeza para ambientes distintos. Quando for necessária a desinfecção do ambiente, esta deve ser feita observando os seguintes detalhes:

1 — Fechar e vedar todas as janelas do local.

2 — Não retirar do local, nenhum material considerado contaminado.

3 — Abrir os vidros que aí estiverem, como aspirador, umidificador de oxigênio, etc.

4 — Retirar o colchão da cama, para expor o estrado da mesma, tendo o cuidado de colocá-lo em pé, recostado em uma parede.

5 — Colocar máscara protetora antes de iniciar a aplicação.

6 — Vaporizar desinfetante puro abundantemente sobre os objetos, paredes, teto e no ar.

7 — Fechar a porta, tendo o cuidado de vedar suas junções.

8 — Colocar um rótulo indicando a hora do início e a hora do término da desinfecção. Este período deve obedecer à preconização do desinfetante usado.

Após o período de desinfecção, abrir o recinto, deixar arejar e providenciar a limpeza do material e do ambiente.

Essa técnica é usada onde não haja um corpo de serventes devidamente treinado. Sabemos atualmente que a desinfecção mecânica, isto é, a limpeza geral de todo o material e do ambiente com desinfetante puro, é suficiente para liberar qualquer área contaminada em 15 minutos. No entanto é preciso que o enfermeiro tenha consciência que o encarregado deste serviço vai executá-lo corretamente.

ESTERILIZAÇÃO

Esterilização é um termo absoluto que significa a destruição de toda a forma de vida.

AGENTES ESTERILIZANTES

Podem ser:
1 — Físicos.
2 — Químicos.

AGENTES FÍSICOS

O calor é o agente esterilizante mais antigo que se conhece. Ele pode ser seco ou úmido.

Por calor seco são feitas as esterilizações:

1 — *Flambagem* — elevar a temperatura do metal ao rubro. É muito usada em laboratório.

2 — *Incineração* — feita em fornos crematórios. Nos hospitais deve haver sempre um forno para a incineração do lixo.

3 — *Forno de Pasteur* — onde são esterilizados: instrumental cirúrgico, óleos e vaselinas e outros que não são permeáveis ao vapor.

A principal vantagem do vapor seco é o seu poder de penetração e o fato de não ser corrosivo.

O material a ser esterilizado, quando colocado em caixas metálicas, deve ser arrumado no esterilizador aberto, com a tampa para cima. Depois de esterilizadas e frias, as caixas serão fechadas, lacradas e datadas.

Relação de tempo-temperatura para esterilização por calor seco:

170°C .... 60 minutos
160°C .... 120 minutos
150°C .... 150 minutos
140°C .... 180 minutos

Estas temperaturas se relacionam ao tempo de exposição, após o material ter atingido uma temperatura específica e não inclui o tempo necessário para o aquecimento.

Esterilização por Calor Úmido

Numa temperatura de 100°C há, pelo menos, sete vezes mais calor disponível em um ambiente saturado de vapor de que em água fervente. A água em ebulição deve ser utilizada muito mais como um processo de desinfecção do que propriamente como processo de esterilização. Os esporos são resistentes a temperaturas de 100°C (esporos pirogênicos), e por isso, a água em ebulição só deve ser usada em casos emergenciais, quando não houver outro meio de esterilização.

Vapor sob pressão — autoclavação — nesse processo devem ser considerados os seguintes aspectos:

1 — a penetração da umidade;
2 — a entrada e renovação do ar;
3 — o superaquecimento;
4 — as alterações causadas pelo calor e umidade excessiva.

A correta preparação do material e a sua disposição no interior do autoclave são de extrema importância para a eficiência do processo.

Preparo do Material

1 — Todo material deve ser lavado, seco e envolvido em panos duplos (panos de pacotes) e devidamente lacrado.

2 — Deverá ser colocado um rótulo que identificará o material preparado, a data da esterilização e terá a assinatura da pessoa que preparou. Essa data só será colocada quando o material for retirado do autoclave, após a esterilização.

Relação tempo-temperatura para autoclavação:

121°C.............................15 minutos
126°C.............................10 minutos
134°C.......................... 3 minutos

Estes tempos relacionam-se somente com o tempo de exposição do material após ter atingido a temperatura estabelecida, não incluindo o tempo necessário para aquecimento e penetração do calor.

ESTERILIZAÇÃO QUÍMICA

Para realizar uma esterilização química, podemos utilizar produtos químicos:

Líquidos

Muito usado em centro cirúrgico, para a esterilização de material cortante, para manutenção da esterilização de pinças auxiliares ou em esterilização de emergência. Atualmente o material cortante deve ir ao autoclave. Geralmente são soluções aquosas que variam em suas composições e que, utilizadas em concentrações corretas e por tempo adequado, destroem bactérias, fungos, vírus e esporos.

O material esterilizado por esse método deve:

1 — Ser previamente lavado e enxugado.
2 — Ser colocado em um recipiente que possa ser hermeticamente fechado.
3 — Ser totalmente imerso na solução esterilizante.
4 — Ser rotulado com a hora do início e término da esterilização.

Depois de esterilizado, deve ser retirado do recipiente e lavado com soro fisiológico ou água destilada, para que o esterilizante não tenha contato com as partes orgânicas a que se destina, porque provoca irritação dos tecidos.

O esterilizante deve ser trocado uma vez por semana e seu recipiente lavado e enviado para a esterilização.

Quando utilizado para a manutenção de pinças auxiliares esterilizadas, não esquecer de mantê-las mergulhadas na solução até a altura necessária a seu uso, e o frasco protegido por uma capa especial.

Esterilização por Gás

a) Óxido de etileno é um esterilizante químico relativamente barato, mas que só pode ser usado em hospitais que tenham pessoal que domine corretamente a técnica de aplicação. Muito volátil, só pode ser empregado em presença da água, em câmara especial úmida. Usado em larga escala nas indústrias. A legislação atual é muito exigente quanto a montagem da câmara de óxido de etileno em hospitais, ficando seu uso restrito às indústrias.

Esterilização por Energia Radiante

A energia radiante pode ser estudada quando interceptada pela matéria e convertida em energia térmica, química ou mecânica.

As radiações são geralmente divididas em dois grupos principais: o corpuscular e as ondas eletromagnéticas.

Ação da Energia Ultravioleta — UV

1 — Destruição de microrganismo do ar.
2 — Inativação de microrganismos em superfícies ou suspensos em líquidos.

Lâmpadas Germicidas. O método mais prático de gerar radiação através de vapor de mercúrio sob baixa de pressão, fechado em tubos de vidro, conhecidos comercialmente como lâmpadas germicidas.

A eficiência das lâmpadas germicidas é maior a uma temperatura ambiente de 27°C e a vida média da lâmpada é de 100 horas de uso. Por medida de segurança, deverá ser trocada após 75 horas de uso.

A instalação deve ser feita por técnico especializado e as instruções do fabricante seguidas rigorosamente.

O local onde ela vai ser ligada não pode ter partes transparentes (de vidro), pois o UV atravessa corpos transparentes.

A luz ultravioleta é capaz de produzir danos à pele e aos olhos, sendo por isso contra-indicado seu uso em locais movimentados.

Pontos a se Observar ao Trabalhar com Material Esterilizado

1 — Verificar sempre a data de esterilização.
2 — Lavar as mãos antes de manusear material esterilizado.
3 — Colocar o material em local limpo e seco.
4 — Abrir o material no local onde vai permanecer durante o uso.
5 — Não falar sobre o material esterilizado.
6 — Deixar o material, durante a arrumação, o mínimo de tempo possível exposto.
7 — Não passar o braço e qualquer objeto contaminado sobre o material esterilizado quando exposto.

8 — Só tocar diretamente no material esterilizado com pinça esterilizada ou usando luvas esterilizadas.

9 — Retirar material de tambores e caixas esterilizadas sempre com pinça esterilizada e deixá-los abertos o mínimo de tempo possível.

10 — Conservar os orifícios dos tambores hermeticamente fechados.

11 — Tambores, caixas ou qualquer material que for aberto deverá ser reesterilizado após 12 horas.

Atenção — todo o material esterilizado assim é considerado por um período de 8 dias. Se depois desse prazo não for usado, deverá ser considerado contaminado e enviado novamente à esterilização.

SINAIS VITAIS (TPR)

TEMPERATURA

Significa o nível de calor a que chega um determinado corpo.

Fatores que Alteram a Temperatura

1) Fisiológicos — aumentam: idade, emoções, nervosismo; diminuem: sono, repouso, desnutrição.
2) Patológicos — processos inflamatórios, infecção aumentam. Choque, tumor no cérebro diminuem.

Variações da Temperatura

— estado febril — 37,5 a 38°; febre 38 a 39°; pirexia 39 a 40°; hiperpirexia 40 a 41°.
— febre — é a modificação patológica da temperatura.

Tipos de Febre

1) Renitente — oscilação diária ultrapassando 1°C
2) Contínua — oscilação diária de 1°C
3) Intermitente — terçã — 48 a 48 horas — quartã — 72 em 72 horas.
4) Quotidiana — 24 em 24 horas.
5) Recorrente — aparece e desaparece vários dias ou semanas.
6) Ondulante — varia de dois a três dias.

Método para Verificação de Temperatura

Material

Bandeja contendo:
— cuba-rim; frasco com solução; saco de papel para bolas sujas; frasco para bolas limpas; termômetro.

- Oral ou bucal — só é usada quando é possível ter termômetro individual e quando não há contra-indicação.
— Contra-indicação:
— cirurgia da boca, estomatites, doentes inconscientes, em crianças, após ingerir líquidos quentes ou frios.

Técnica

— duração: 5 a 7min.
a) preparar o paciente psicologicamente;
b) colocar o termômetro debaixo da língua, mandar cerrar os lábios;
c) retirar e enxugar com bolas de algodão, segurando pela haste;
d) ler o termômetro e anotar;
e) lavar e colocar em solução por 20'.

- Retal
— mais eficiente dos três métodos;
— só é usada quando o termômetro é individual;
— contra-indicações — cirurgias do reto, nas perineorragias, inflamações do reto e ânus;
— indicações — doentes inconscientes, em crianças.

Técnica

duração: 5 a 7min.
a) preparar o paciente psicologicamente;
b) colocar o paciente em posição de decúbito ventral, se possível;
c) lubrificar a ponta e introduzir apenas 1cm no reto;
d) retirar o termômetro e enxugar com a bola e fazer a leitura;
e) lavar com água e sabão, e colocar em solução.

- Axilar
— Menos eficiente que a bucal e a retal.
— Contra-indicações: nas queimaduras de tórax; fraturas de membros superiores.

Técnica

duração: 7 a 10min.
a) preparar o paciente psicologicamente;
b) enxugar a axila do paciente;
c) colocar o termômetro, deixando o braço sobre o peito;
d) retirar o termômetro, enxugar com bola de algodão e fazer a leitura;
e) colocar o termômetro em solução;
f) anotar.

PULSO

— É a ondulação exercida pela expansão das artérias, seguindo a contração do coração.

– Locais para verificação:
- Artérias radial, temporal, braquial, carótida, femural e pediosa.
— Freqüência ou número de pulsações por minuto:
- Homem: 60 a 70; mulher: 65 a 80 e criança: 120 a 125
— Regularidade: rítmico e arrítmico.

– Tipos de pulso:
- Bradisfígmico — lento.
- Taquisfígmico — acelerado.
- Dicrótico — dá a impressão de duas batidas.
— Volume: cheio e filiforme.
— Fatores que afetam o pulso normal:
- Fisiológicos: aceleram — emoções, banho frio, exercícios.
          diminuem — certas drogas, como a digitalina.
— Patológicos: aceleram — febre, doenças agudas.
          diminuem — choque

Técnica

— O paciente deve estar em repouso.
— Colocar o dedo indicador e o médio sobre a artéria.
— Ao sentir as pulsações contá-las durante 1min.
— Anotar.

RESPIRAÇÃO

Consiste na inspiração ou entrada do ar nos pulmões e na expiração ou saída de ar nos pulmões (troca de gases entre o organismo e o meio exterior consiste na absorção de O_2 e eliminação de CO_2).

— Freqüência:
homem: 15 a 20min; mulher: 18 a 20min; e criança: 20 a 25min.
— Caráter de respiração:
— profunda, superficial, ofegante.
— Tipos de respiração:
a) Eupnéia.
b) Dispnéia.
c) Apnéia.
d) Bradipnéia.
e) Taquipnéia.
f) Ortopnéia.
— Condições que afetam a respiração:
- Fisiológicas — exercícios, emoções, banho frio (acelera), sono, banho quente (diminuem).
- Patológicas — pneumonia, doenças cardíacas, certas drogas deprimentes (diminuem), aumento de tensão intracraniano (acelera).

Técnica

— pode-se contar a respiração com o paciente deitado ao seu lado, sem que ele perceba;
— observar a subida e descida do tórax e contar durante 1min.
— anotar.
Obs.: São verificados os sinais vitais:
— No mínimo duas vezes ao dia.
— 4 em 4 horas — pacientes operados
— 1 em 1 hora — casos especiais.
— ou conforme prescrição médica.

TENSÃO ARTERIAL (TA)

Definição

É a pressão que o fluxo sangüíneo exerce sobre as paredes dos vasos sangüíneos, quando por eles circula.

Por contração o sangue passa da aurícula esquerda para o ventrículo esquerdo, que cheio de sangue rico em O_2 vai para as artérias e desta para as células, de onde será distribuído para o organismo. Dá-se uma oxigenação nestas células e o sangue então é levado pelas veias das células ao coração.

Quando os ventrículos se contraem o sangue então é forçado a entrar nas artérias distendendo as paredes elásticas destes vasos. Ao voltar à condição primitiva as paredes arteriais empurram o sangue para diante, pois as válvulas entre os ventrículos e as artérias se encontram fechadas impedindo o refluxo do sangue. À medida que o sangue vai se afastando do coração essa pressão vai diminuindo devido ao atrito entre as paredes das artérias e o sangue.

À contração do coração dá-se o nome de *sístole*, e ao período de relaxamento de *diástole*.

A tensão arterial é resultante de:

1. *Volume-minuto* — É a quantidade de sangue que o coração lança na artéria em um minuto. Esta descarga sistólica depende da quantidade de sangue que chega ao coração pelas veias (fluxo venoso) e da capacidade do coração de se contrair eficazmente.

Exemplos: Hemorragia — fluxo de sangue menor — queda de TA.

Exemplos: Transfusão sangüínea — fluxo de sangue maior — aumento de TA.

2. *Resistência Periférica* — É a resistência que os vasos oferecem ao fluxo sangüíneo em sua passagem.

Quando são bombeadas quantidades crescentes de sangue nas artérias, estas ficam mais distendidas, resultando então um aumento da pressão sangüínea. Quando é impulsionado menos sangue nas artérias a pressão sangüínea cai.

3. *Viscosidade do sangue* — a viscosidade é a qualidade de aderência, isto é, uma consistência espessa, pegajosa. Quanto mais viscoso o sangue maior será a pressão sangüínea, isto é, para um fluido mais viscoso, é necessário mais força para movê-lo.

4. *Elasticidade das paredes* — as artérias têm uma quantidade considerável de tecido elástico que permite sua capacidade de estiramento. Os vasos que possuem menos elasticidade oferecem mais resistência do que vasos com grande elasticidade; como aumenta a resistência aumenta a pressão.

Finalidade da Verificação da TA

— Ajudar no diagnóstico.
— Importante no tratamento porque indica qualquer sinal de anormalidade.

Fatores que modificam a tensão arterial:

1) *Fatores Patológicos*:
— Esclerose, bactérias, choque, hemorragia, doenças renais, medicamentos.
2) *Fatores Fisiológicos*:
— Exercícios físicos, emoções, tensão emocional, idade, sono.

Tensão arterial considerada normal:

Tensão Máxima ou Sistólica — é o ponto no qual o sangue na artéria braquial força sua passagem, contra a pressão exercida sobre o vaso pelo manguito no manômetro. Varia entre 110 e 130mmHg.

Tensão Mínima ou Diastólica — é aquele ponto no qual o sangue flui livremente na artéria braquial, e é equivalente à quantidade de pressão normal exercida sobre as paredes das artérias, quando o coração está em repouso. Varia entre 65 e 75mmHg.

Exemplo: tensão arterial considerada normal — 110 x 65mmHg

Variações de Tensão Arterial

Hipertensão — Tensão arterial elevada
— Ex.: 150 x 90, 250 x 160
Hipotensão — Tensão arterial baixa
— Ex.: 90 x 60
Tensão convergente — Quando a TA máxima se aproxima da mínima.
— Ex.: 120 x 90
Tensão divergente — Quando a TA máxima se afasta da mínima
— Ex.: 120 x 50

Equipamento para verificação de tensão arterial:
Esfigmomanômetro e estetoscópio clínico.

Quando o manguito for suficientemente inflado, ocluirá o fluxo de sangue na parte inferior do braço (esquerdo). Não se ouvirá som algum através do estetoscópio nesta ocasião. Quando a pressão do manguito é reduzida suficientemente, o sangue começa a fluir através da artéria braquial (centro), sendo registrado o primeiro som, a pressão sistólica. Como a pressão no manguito continua a ser liberada, ouvir-se-á um último som distinto no estetoscópio, a pressão diastólica. Nesta ocasião o sangue flui livremente através da artéria braquial.

Atenção: anotar no relatório de enfermagem todos os valores encontrados para a tensão arterial máxima e mínima, de acordo com o horário prescrito para verificação.

ASSISTÊNCIA DE ENFERMAGEM NA ADMINISTRAÇÃO DE ALIMENTOS

Pela Boca

— Procedimento:
1) conferir a dieta;
2) orientar o paciente quanto à importância da dieta;
3) verificar se o paciente aceita a dieta;
4) auxiliar o paciente a alimentar-se quando necessário;
5) proporcionar um ambiente agradável e limpo na hora da alimentação;
6) colocá-lo em posição confortável;
7) oferecer H_2O para o paciente;
8) oferecer a dieta na hora certa;
9) anotar, no relatório de enfermagem, a aceitação do paciente à dieta oferecida.

Gavage

— Introdução de alimentos através de uma sonda nasogástrica (estômago).
— Indicada nos seguintes casos:
a) quando o paciente recusa a alimentação;

b) quando o paciente está inconsciente;
c) cirurgias da boca.

A sonda nasogástrica está sendo substituída pela sonda enteral.

Material

— Bandeja com:
— copo ou cálice graduado com o alimento desejado à temperatura de 38° a 40°C;
— copo de medicação com 20ml de água filtrada;
— cuba-rim com uma seringa de 50cc ou funil e gazes.

Técnica

1) conferir a prescrição;
2) preparar o material;
3) preparo psicológico do paciente;
4) levar a bandeja;
5) abrir a sonda;
6) segurar a extremidade com uma gaze e adaptar a seringa;
7) despejar o alimento na seringa e deixá-lo descer naturalmente;
8) quando terminar o alimento, introduzir os 20ml de H_2O para lavar a sonda;
9) fechar o tubo, retirando a seringa;
10) retirar o material;
11) anotar: Ex.: 200ml de leite pela SNG. Sem anormalidade.
Aux.

Nota: Além da SNG, ainda a alimentação por gastrostomia e jejunostomia. A sonda enteral posicionada no jejuno é muito usada, e o alimento a ser introduzido já é metabolizado, sendo artesanal ou industrializado e preparado pelo serviço de nutrição. A técnica de administração é a mesma, sendo que na SE a administração pode ser contínua, vindo então em frascos especiais adaptados à sonda por um equipo próprio.

MEDICAMENTOS COMO AGENTES TERAPÊUTICOS

A administração de medicamentos é uma das mais sérias responsabilidades que pesam sobre o auxiliar de enfermagem. Ele a evitará enquanto não tiver conhecimento básico de sua ação, dosagem e implicações; havendo qualquer dúvida, o enfermeiro deverá ser sempre consultado. Até que ele esteja seguro na administração de medicamentos, só poderá fazê-la quando supervisionado.

É preciso conhecer:
— a ação da droga no organismo vivo;
— os métodos e as vias de administração;
— a dosagem máxima do medicamento e os fatores que a modificam;

— os sintomas tóxicos;
— os métodos e a técnica de administração;
Ação das drogas no organismo vivo:
1. *Ação local*: ação da droga no ponto de aplicação, que pode ser:
— na pele — como as pomadas;
— mucosa — como os supositórios.
2. *Ação geral*: para que as drogas produzam uma ação geral, é necessário que caiam na corrente sangüínea. Através dela, então, atingem o órgão ou tecido desejado, produzindo o efeito a que se destina.
3. *Ação remota*: quando a ação da droga ocorre em partes distantes do organismo. Ex.: antibióticos.
4. *Ação local-geral*: uma droga aplicada para produzir um efeito local pode ser absorvida e produzir ao mesmo tempo um efeito geral.

Dosagem e Posologia

Posologia é o estudo das doses.
Dose é a determinada quantidade de uma droga administrada no organismo, a fim de produzir um efeito terapêutico. Pela experimentação em animais, chegou-se à conclusão de que a dose pode ser assim classificada:
1. *Máxima* — é a maior quantidade de uma droga capaz de produzir efeito terapêutico, sem ser acompanhado de sintomas tóxicos.
2. *Mínima* — é a menor quantidade de uma droga capaz de produzir efeito terapêutico.
3. *Tóxica* — é a quantidade de uma droga que ultrapassa a dosagem máxima, causando perturbações graves, mas que podem ser socorridas a tempo.
4. *Letal* — a quantidade de uma droga que causa a morte do indivíduo.
Condições que afetam a dosagem:
— *Idade*: as crianças requerem uma atenção especial na dosagem dos medicamentos. O cálculo desta dosagem é feito baseado nas várias regras existentes. Cabe ao auxiliar de enfermagem uma observação mais rigorosa ainda no preparo e administração de medicação, quando se tratar de crianças. Os idosos também são muito sensíveis às drogas, porque têm um metabolismo mais lento.
— *Peso*: em geral, quanto maior o peso, maior a dosagem do medicamento, exceto quando o aumento de peso seja por acúmulo de líquido no tecido.
— *Idiossincrasia*: certos organismos não toleram uma dose normal de um medicamento, apresentando sintomas anormais.
Método de Administração. A dosagem algumas vezes é afetada pela maneira como o medicamento é administrado.
Condições do Paciente. O estado do paciente vai dirigir sempre a dosagem do medicamento a ser adotado.

MÉTODOS E VIAS DE ADMINISTRAÇÃO

O método de administração depende:
— da rapidez com que se deseja a ação da droga;
— da natureza e quantidade da droga a ser administrada;
— das condições do paciente.

Principais vias de administração:
— via oral ou bucal;
— via parenteral;

ADMINISTRAÇÃO DE MEDICAMENTOS POR VIA ORAL

A via oral é a mais segura, econômica e mais conveniente para administração de medicamentos.

Contra-Indicações

— quando o medicamento irrita a mucosa gástrica;
— quando o medicamento interferir na digestão;
— quando o paciente não pode deglutir.

Na administração de medicamentos por via oral, devemos observar as seguintes regras:

1. administrar medicamentos somente sob prescrição médica;
2. ler três vezes o rótulo do frasco: ao retirá-lo do armário, ao prepará-lo e ao guardá-lo;
3. nunca usar medicamentos sem rótulos;
4. medir a quantidade de acordo com a prescrição médica;
5. nunca administrar um medicamento sobre o qual haja a menor dúvida quanto à dosagem;
6. retirar comprimidos do frasco com o auxílio da própria tampa. Não deixá-los entrar em contato com as mãos;
7. se ao misturar dois medicamentos, houver modificações na coloração ou formação de um precipitado, não administrá-los juntos. Comunicar a ocorrência ao enfermeiro porque essas drogas são incompatíveis.

Técnica de Preparo

1. preparar a bandeja, lavando e secando todos os recipientes que vão ser usados;
2. providenciar água, leite ou suco de frutas, se for necessário;
3. lavar as mãos;
4. preparar a medicação seguindo as regras já mencionadas;
5. chamar o paciente pelo nome, antes da administração do medicamento;

6. permanecer ao lado do paciente até que ele tenha tomado o medicamento;
7. não deixar o medicamento na mesa-de-cabeceira do paciente, nem deixar que outro paciente o administre;
8. se houver necessidade de se afastar durante a administração não deixe a bandeja de medicação ao alcance dos pacientes;
9. ao terminar de administrar todos os medicamentos, checar no relatório de enfermagem, no local correspondente ao horário;
10. lavar o material usado e guardar.

Atenção: jamais administrar medicação preparada por outra pessoa.

ADMINISTRAÇÃO DE MEDICAÇÃO POR VIA PARENTERAL

É qualquer medicação administrada por qualquer via que não seja a oral ou intestinal.
— Intravenosa ou endovenosa — IV ou EV
— Intramuscular — IM
— Intradérmica
— Subcutânea

Em todas as vias usaremos a injeção — introdução de um medicamento no organismo por meio de uma punção.

Finalidades

— obter ação imediata de um medicamento;
— dar medicamentos que não podem ser administrados por via oral;
— para as injeções usamos seringa e agulha;
— a seringa possui corpo, êmbolo e ponta;
— a agulha possui canhão, a parte que encaixa na seringa; a haste e o bisel (ponta). As dimensões da agulha variam de acordo com a via de administração.

Agulhas:	IM
— 25 x 27 — 30 x 7	Soluções aquosas
— 25 x 8 — 30 x 8	Soluções oleosas
— 30 x 7 — 30 x 8	Pacientes obesos

Agulhas:	IV
— 25 x 7 — 30 x 8	Depende do calibre da veia
— 25 x 8 — 30 x 8	do paciente

Agulhas:	Subcutâneas
— 20 x 6 — 20 x 7	Soluções aquosas
— 20 x 8 — 10 x 5	Soluções oleosas

Agulhas:	Intradérmicas
— 15 x 5 — 10 x 5	

Atenção: as agulhas devem ser mantidas estéreis do princípio ao fim da injeção.

Via Subcutânea. Apenas pequena quantidade de medicação pode ser administrada por esta via (2cm^3). A agulha é inserida através da pele, num ângulo de 45°.

- Regiões indicadas:
— abdômen;
— deltoidiana;
— do bíceps;
— do tríceps;
— face anterior da coxa.

Via Intradérmica. A agulha forma um ângulo de 15° com a pele.
— Região indicada: face interna do antebraço.
— É muito usada para vacinas.

Via Intramuscular. A agulha é inserida num ângulo de 90°, indo alcançar o músculo.

- Regiões indicadas:
— no deltóide;
— no glúteo;
— vasto lateral da coxa.

- Acidentes relacionados com a aplicação de IM:
— lesão de nervos e vasos;
— formação de abscessos e nódulos.

Material

— cuba-rim;
— seringa e agulha;
— vidro de álcool;
— serrinha;
— duas bolinhas de algodão;
— a medicação prescrita.

- Preparo da injeção:
— conferir a prescrição médica e separar o medicamento;
— separar o material necessário;
— lavar as mãos;
— colocar as bolas de algodão na cuba, partindo uma delas ao meio;
— limpar com meia bola de algodão a ponta da ampola;
— retirar o algodão e serrar o local;
— envolver o local serrado com meia bola de algodão seco;
— preparar a seringa e a agulha, colocando-a na palma da mão;
— quebrar a ampola, colocando-a entre os dedos indicadores e médio;
— aspirar o líquido;
— retirar o ar da seringa, mantendo-a em vertical;
— proteger a agulha colocando-a na cuba.

- Aplicação:
— conferir a prescrição;
— preparar o paciente;
— levar a cuba colocando-a na mesa do paciente;
— escolher o local e fazer antissepsia, conservando a bola de algodão sob o dedo mínimo;
— apanhar a seringa, aplicar a injeção esticando bem a pele (aspirar e injetar lentamente);
— retirar a seringa comprimindo bem a pele com a bola de algodão;
— colocar a seringa na cuba e massagear o local;
— anotar no relatório: hora, local onde foi aplicada e quantidade aplicada.

Via Endovenosa (EV) ou Intravenosa (IV)

É a introdução do medicamento diretamente na veia, por meio de uma picada. Esta via é escolhida no caso de:
1) necessitar de uma ação imediata de droga;
2) ser o medicamento irritante do tecido, provocando como conseqüência necrose do mesmo;
3) serem as injeções muito dolorosas por outra via.

Características essenciais para que uma substância possa ser injetada na veia:
1) não ser hemolítica;
2) não ser cáustica;
3) não produzir embolia ou trombose.

Locais de aplicação:
1) face interna do antebraço;
2) dorso da mão;
3) dorso do pé;
4) pregas do cotovelo.

Material

— cuba-rim com: garrote, seringa, agulha, bolas de algodão com álcool e álcool iodado, um pequeno oleado.

Método para injeção intravenosa:
1) lavar as mãos;
2) colocar na cuba-rim duas bolas de algodão em álcool e iodo;
3) limpar e serrar a ampola com a mesma bola;
4) aspirar o líquido do frasco e retirar o ar;
5) trocar a agulha;
6) colocar o impermeável embaixo da região escolhida;
7) apertar o garrote, e escolher a veia mais visível;
8) fazer a antissepsia do dedo indicador e do local;

9) introduzir a agulha com o bisel voltado para cima;
10) aspirar até o sangue fluir dentro da seringa;
11) soltar o garrote;
12) injetar o líquido, sempre se certificando de que o líquido está na veia.

Obs.: injetar o líquido vagarosamente; evitar a penetração de ar na veia; observar qualquer sintoma de anormalidade.

Venóclise

É a introdução de grande quantidade de líquido na veia.

Finalidades

Restaurar o volume sangüíneo mantendo sua pressão normal nos casos de hemorragia, choque e desidratação.

Os soros podem ser:

a. *Isotônico*: é aquele cuja pressão osmótica é igual à pressão osmótica do sangue. Os mais usados são:

— Soro fisiológico: solução de cloreto e sódio a 0,7%; 0,9% ou a 7% e 9%.

— Soro glicosado isotônico: solução de glicose a 5%.

b. *Hipertônico*: é aquele cuja pressão osmótica é superior à do sangue. O soro hipertônico só pode ser administrado endovenosamente; se for dado subcutânea, destrói os tecidos e pode formar escaras.

c. *Hipotônico*:

Observações a serem feitas:

1. Fazer o cálculo de gotejamento do soro observando o volume-hora prescrito
2. Observar o local da injeção da agulha para verificar se o soro está sendo absorvido. Sintomas da não absorção do soro:

    a. região túrgida com os poros dilatados;
    b. temperatura baixa no local;
    c. dor e palidez na pele.

Nesses casos, o soro deve ser retirado e aplicado em outra veia, tendo sempre o cuidado de trocar o equipo.

Sobre o local infiltrado, aplicar compressas de água quente.

3. Nunca esquecer de colocar no frasco do soro o rótulo de qualquer medicação adicionada. Neste rótulo devem constar: medicamento, dosagem e assinatura de quem preparou.

4. Não preparar o frasco de soro com agulhas, utilizando-as com respiradouro. A entrada de ar e da agulha pode contaminar o soro.

FÓRMULA PARA CÁLCULO DE GOTEJAMENTO

$$\frac{\text{Volume Total}}{\text{Hora} \times 3}$$

FERIDAS

Ferida é uma ruptura na continuidade de qualquer estrutura do corpo, internamente ou externamente, causada por meios físicos.

Classificação das Feridas

As feridas podem ser assim classificadas:
1. De acordo com a presença ou não de microrganismo em:
Feridas Assépticas. Não infectadas ou não contaminadas; quando não há presença de germes patogênicos.
Ex.: feridas operatórias
Feridas Sépticas. Infectadas ou contaminadas; quando há presença de germes patogênicos.
Ex.: feridas provocadas por acidentes.
2. De acordo com a maneira que acorrem, em:
Feridas Fechadas. Quando há ruptura da pele ou mucosa.
Ex.: Fratura do fêmur devido a uma pancada.
Feridas Abertas. Quando há ruptura da pele ou mucosa, deixando os demais tecidos em contato com o meio externo.
Ex.: corte provocado por lâmina.
Feridas Incisas. Provocadas por instrumento cortante.
Ex.: ferida operatória.
Feridas Contusas. Provocadas por quedas e pancadas.
Ex.: fratura exposta de fêmur.
Feridas Perfurantes. Provocadas por instrumentos perfurantes.
Ex.: ferida provocada por uma facada.
Feridas Laceradas. Produzidas por acidentes, principalmente com máquinas; apresentam grandes rasgões.
Ex.: esmagamento de mão numa prensa.
Feridas Tóxicas. Resultam de uma picada ou mordida de um animal ou insetos.
Ex.: picadas de cobra.

Fatores que Influenciam na Cicatrização

— Boa nutrição.
— Proteínas e vitaminas C.
— Ausência de infecção.
— Boa circulação no local.

FINALIDADES DO CURATIVO

— Evitar o aparecimento de infecção nas feridas assépticas.
— Impedir a propagação de infecção nas feridas sépticas.
— Absorver secreção e facilitar a drenagem.
— Promover a cicatrização.

PRINCÍPIOS ESSENCIAIS AO SE CUIDAR DE UMA FERIDA

— As mãos devem ser lavadas cuidadosamente antes e depois do tratamento.
— Todo material a ser usado deve estar rigorosamente esterilizado.
— Consciência de contaminação.
— Quando for executar um curativo asséptico, nunca poderá fazê-lo sozinho: exigirá duas pessoas para executá-lo.

Técnica

1. Preparar o material necessário:
Bandeja com:
a. pacote de curativo;
b. soluções indicadas: éter, solução de PVPI, soro fisológico a 0,9%, etc.;
c. cuba-rim para material sujo;
d. pinça para material s/n;
e. esparadrapo;
f. luvas s/n.
2. Conferir a prescrição médica.
3. Preparar o paciente.
4. Lavar as mãos.
5. Fazer o curativo.
6. Anotar: hora, local, aspecto.

APLICAÇÕES DE CALOR E FRIO COMO AGENTES TERAPÊUTICOS

PELE

a. Epiderme — mais externa, em constante descamação
b. Derme — mais interna, contém nervos, vasos sangüíneos, glândulas sebáceas, folículos pilosos.

CALOR

a. Úmido — se transmite ao organismo por condutibilidade.

Tabela 1.1
Gotejamento/Hora

Volume	Horas			
	6	8	12	24
		Gotas/min		
100	5	4	2	1
200	11	8	5	2
250	13	10	6	3
300	16	12	8	4
400	22	16	11	5
500	27	20	13	6
1.000	55	41	27	13
1.500	83	62	41	20
2.000	111	83	55	27
2.500	138	104	69	34
3.000	166	125	83	41
3.500	194	145	97	48
4.000	222	166	111	55
4.500	250	187	125	62
5.000	277	208	138	69
5.500	305	229	152	76

Nota: 1 gota equivalente a 3 microgotas.

b. Seco — transmitido por radiação.
c. Revulsivo — tipo de aplicação de calor (farinha de mostarda).

Finalidades de Aplicação do Calor

— diminuir ou localizar inflamações;
— descongestionar órgãos profundos;
— aliviar a dor;
— facilitar a localização da supuração.

Contra-Indicações

— quando a vasodilatação aumenta a dor;
— raramente aplicada na cabeça;
— quando há processo de supuração. Ex.: apendicite (neste caso usa-se gelo).

Pontos a se Observar Quanto à Aplicação do Calor

— não queimar o paciente;

— quando retirar a aplicação, tomar o cuidado para não deixar o local exposto ao ar;
— não ultrapassar o tempo de aplicação prescrito e mudar a posição.
— na pele fina deve-se lubrificar antes e depois da aplicação.

Tipos de Aplicação Quente

1. Cataplasma.
2. Compressas quentes.
3. Bolsa de água quente.
4. Fricção.
5. Inalação.

Ação do Frio e seus Efeitos

É aplicado para promover efeito local e sistêmico (vasoconstrictor)
— *Indicação*: — aliviar a dor;
— diminuir a inflamação;
— reduzir temperaturas elevadas;
— estancar hemorragias.
Tipos de aplicação: — compressas;
— bolsa de gelo (proteger a bolsa; colocar na pele talco ou óleo);
— banho de álcool (estimula a circulação, diminui a temperatura);
— envoltório frio.

OXIGENOTERAPIA

Consiste na administração de oxigênio com finalidade terapêutica em todas as enfermidades que envolvam anóxia.

Vias de Administração

— aéreas superiores;
— O_2 puro.

Processo de Administração

1. por cateter nasal;
2. através de traquéias;
3. máscaras;

4. por meios improvisados.
- Qualquer que seja o processo usado, devem ser observadas as seguintes regras:
1. dar ao paciente o máximo de conforto;
2. permitir ao paciente conversar e alimentar-se;
3. administrar O_2 em proporções conhecidas reguláveis;
4. nunca administrar O_2 seco. Usar para umedecê-lo água destilada;
5. refrescar o ambiente em que o indivíduo respira;
6. não permitir que se fume no local;
7. fluxo a ser observado: 6 a 12 litros;
8. não administrá-lo sem que haja manômetro.
- Apresentação do O_2:
1. em cilindros (balas);
2. em tomadas de O_2 canalizado.
- Indicação de aplicação de O_2:
a. toda doença que provoca anóxia.
- Nebulização:
— Também chamada aerossolterapia, é uma forma de tratamento curativo e preventivo das várias afecções pulmonares, através de substâncias especiais, associadas ao oxigênio.
— Aparelho nebulizador ou atomizador.
— Substâncias usadas:
— umidificadores das secreções brônquicas (soro fisiológico);
— fluidificadores das secreções brônquicas;
— antibióticos.
— Nota — qualquer medicação deve ser misturada com água destilada.

Cuidados de Enfermagem

1. Verificar a prescrição médica.
2. Montar o aparelho.
3. Preparar psicologicamente o paciente.
4. Verificar a TA e anotar.
5. Colocar o paciente sentado ou em posição de Fowler.
6. Providenciar escarradeira ou cuba-rim.
7. Desligar após o tempo prescrito e anotar.

BALANÇO HIDROELETROLÍTICO

O controle de líquidos de um paciente e o balanço eletrolítico são de grande importância na doença, quando excesso ou perda podem trazer sérias conseqüências.

A enfermagem é responsável pela observação e anotação desses registros, tendo a grande preocupação de que eles sejam rigorosamente exatos.

Distribuição dos Fluidos e Eletrólitos no Organismo

É fundamental para o bom funcionamento do organismo a manutenção do balanço hídrico.

A água é o constituinte químico orgânico mais abundante, correspondendo a cerca de 70% do peso do indivíduo. Encontra-se distribuída em dois compartimentos:

— *água extracelular* — 15% a 20% do peso corporal; 5% para o plasma; o restante entra na composição da linfa, líquidos peritoneal, pleural, pericárdio, das articulações e cérebro espinhal.

— *água intracelular* — 50% do peso corporal. É responsável pelo equilíbrio do líquido extracelular, dela depende o volume do plasma.

Entre estes líquidos existentes no organismo, há sempre grande troca de eletrólitos, existindo, porém, um equilíbrio funcional.

A desarmonia dessas trocas, a quebra desse equilíbrio de trocas permanentes, é sempre grave, e coloca a vida do paciente em perigo.

Por exemplo: a concentração de proteínas é bem maior no líquido intracelular que no extracelular. A perda de água intracelular significa sempre perda de proteínas. A concentração dos eletrólitos é medida por miliequivalentes por litro.

As trocas dos líquidos de um compartimento para outro devem-se ao fenômeno da osmose.

No líquido extracelular, a pressão osmótica é exercida pelo cloreto de sódio que se encontra completamente dissolvido em íons, cloro e sódio. No líquido intracelular, a pressão osmótica é exercida pelo potássio, magnésio, fosfato e proteínas.

Quando se altera a concentração de íons em ambos os lados da membrana, a água movimenta-se rapidamente para restabelecer o equilíbrio osmótico.

Exemplo: nas queimaduras, o organismo reage com uma perda maior de eletrólitos que de água e o resultado é uma desidratação hipotônica do compartimento extracelular devido às perdas externas e às trocas internas entre os fluidos. Como os eletrólitos extracelulares são perdidos, o fluido se move dentro das células, a fim de restaurar o balanço fluido-eletrolítico. A reposição terapêutica dos fluidos, no entanto, deve ser gradual para restaurar o volume extracelular.

Sabendo disso tudo, podemos então avaliar a importância da observação e anotação rigorosa do balanço hídrico.

Para facilitar a verificação do total de 24 horas, tanto dos líquidos introduzidos como dos eliminados, há uma folha especial no prontuário, chamada folha de balanço hídrico, que apresenta pequenas variações de acordo com a rotina do hospital.

Sintomas que Evidenciam Desequilíbrio Eletrolítico

— O paciente acusa sede e fraqueza; a pele apresenta-se quente e seca, os tecidos se tornam flácidos.
— O volume urinário diminui e a urina se torna mais concentrada e escura.
— Numa fase mais adiantada, o paciente pode apresentar: hipotensão, pulso filiforme, temperatura elevada, hálito cetônico, choque, estado comatoso.

Funções de Enfermagem no Balanço Hídrico

Observar e anotar os líquidos eliminados e introduzidos.

Líquidos Eliminados

Urina — volume urinário de 24 horas; anotado volume por micção, freqüência, esforço, ardor no trato urinário, dor, aspecto e coloração.

Aparelho digestivo — as diarréias, vômitos, drenagem ou fístulas do trato digestivo trazem um grande desequilíbrio de fluidos e eletrólitos. Nestes casos, o balanço hídrico deve ser rigoroso devido à grande perda de potássio. Quando o material eliminado não puder ser medido (casos de diarréias freqüentes), a anotação do volume do balanço hídrico deve ser aproximado, mas jamais pode deixar de ser anotado.

Via cutânea — as ocorrências de sudorese devem ser anotadas, pois têm grande significado no equilíbrio eletrolítico.

Atenção: todos os líquidos eliminados através de drenos devem ser rigorosamente anotados.

Perdas de líquidos diárias, em condições normais, no adulto:
— 1.200ml de urina.
— 1.000ml de perda sensível (pelo pulmão).
— 300ml — fezes.

Líquidos Introduzidos

A quantidade que é administrada em 24 horas.

É responsabilidade da enfermagem verificar se o paciente está recebendo a quantidade necessária de líquido e se estão sendo introduzidos por via adequada.

Vias de Introdução de Líquidos

— oral: água, medicamentos e alimentos.
— parenteral: todo o medicamento introduzido por essa via deve ser registrado, mesmo os de pequeno volume como injeções de 2ml.
— através de sondas (SNG, SE, gastrostomia, etc.)

As anotações devem registrar:
— a quantidade exata de líquido introduzido no organismo. Muita atenção nos casos em que o líquido é desprezado (caso de soros) para que não haja anotações incorretas.

Observar os locais das injeções venosas para evitar edema.

No final de 24 horas, fechar o registro do balanço hídrico, somando as colunas de líquidos introduzidos e eliminados, em separado.

Comunicar ao enfermeiro qualquer diferença muito grande.

CUIDADOS COM PACIENTES GRAVES E AGONIZANTES

PACIENTES GRAVES

1. observar e anotar no relatório o aparecimento ou o aumento de sintomas;
2. verificar sinais vitais de hora em hora;
3. banho no leito;
4. massagens;
5. mudança de decúbito;
6. manter os olhos e lábios umedecidos;
7. mantê-lo em posição confortável para evitar aparecimento de úlcera de decúbito;
8. manter o paciente sem prótese dentária (caso existam);
9. balanço hídrico rigoroso;
10. alimentação por sondas — cuidados com a mesma;
11. cateterismo vesical — cuidados com a mesma;
12. observar funções de eliminação;
13. trocar curativos, quando necessário;
14. manter unidade limpa e confortável;
15. administrar medicamentos com exatidão;
16. cuidados com hidratação venosa;
17. anotar os cuidados na ficha única;
18. evitar conversa sobre seu estado perto do mesmo (audição — último sentido a desaparecer);
19. providenciar assistência religiosa.

PACIENTES AGONIZANTES

Na assistência ao paciente agônico o objetivo da enfermagem é preparar o paciente, física, psíquica e espiritualmente para a morte e dar assistência moral aos seus familiares.

Cuidados de Enfermagem com Pacientes Agonizantes

1. manter o paciente em unidade confortável;
2. ambiente tranqüilo;
3. retirar próteses dentárias;
4. verificar sinais vitais;
5. controlar HV;
6. administrar medicação prescrita;
7. balanço hídrico *rigoroso*;
8. mudanças de decúbito;
9. cuidados com sondas existentes (SNG, vesical);
10. manter olhos, lábios umedecidos;

11. trocar curativo conforme necessidade;
12. anotar os cuidados na ficha única.

Tipos de Morte

— Celular — as células se renovam, vida vegetativa.
— Somática — paralisação das funções do organismo.
A morte pode ser resultado de:
— Velhice.
— Doença.
— Injúria (crime, acidentes).

Morte aparente:
O corpo parece morto mas tem condições de reanimação.

— Sintomas — Asfixia, insuficiência repiratória
— Parada cardíaca
— Lipotimia

Sinais de Aproximação da Morte

1. pulso rápido e irregular;
2. respiração irregular e por vezes ruidosa;
3. movimentação incessante;
4. relaxamento dos músculos;
5. sudorese intensa;
6. sede intensa;
7. palidez e pele fria a cianose de membros inferiores;
8. desaparecimento gradual dos reflexos;
9. olhos parados e semicerrados;
10. queda da mandíbula.

ASSISTÊNCIA AO CORPO APÓS A MORTE

As alterações importantes que ocorrem após a morte são:
1. Esfriamento do corpo.
2. Rigidez cadavérica.
3. Hipostase *post-mortem.*
4. Sinais de putrefação.

O resfriamento do corpo ocorre durante um curto período de tempo; depois ocorre lentamente até 24 horas após a morte, quando se iguala à temperatura ambiente.

A rigidez cadavérica, ou seja, o endurecimento do corpo depois da morte é devida à fixação dos músculos. A rigidez atinge de início os músculos da mandíbula, passando para o pescoço, os braços, o tronco e as pernas. Desaparece entre um a seis dias.

Hipostase *post-mortem* é o aparecimento de manchas vermelhas ou azuladas, devida a estagnação do sangue.

Sinais de putrefação representam a desintegração do organismo.

Cuidados de Enfermagem

1. Promover limpeza do corpo e renovar curativos.
2. Tamponar cavidades orgânicas, a fim de prevenir excreções.
3. Estirar imediatamente o corpo, colocando-o em posição correta.
4. Levantar a cabeça com o travesseiro, a fim de prevenir alteração de cor.
5. Colocar próteses dentárias.
6. Fechar os olhos e a boca. Sustentar a mandíbula com atadura.
7. Identificar o corpo. Uma no corpo, outra no lençol.
8. Recolher os pertences e valores e notificar a chefia de enfermagem.
9. Providenciar a remoção do corpo com discrição.
10. Depois da morte, todos os objetos existentes na unidade devem ser limpos e desinfetados.
11. O auxiliar de enfermagem nunca deve preparar o cadáver com familiares presentes. Deve ser isolado por biombos ou em um quarto à parte, quando agônico.

2 Noções de Enfermagem Médica

Observação: toda a assistência de enfermagem aqui apresentada é apenas uma observação das principais necessidades do paciente em cada moléstia.

O importante é que o auxiliar de enfermagem tenha uma noção das principais doenças com que vai conviver.

O diagnóstico de enfermagem e o plano de cuidados são sempre feitos pelo enfermeiro, variando com o estado de cada paciente.

DOENÇAS DAS ARTÉRIAS CORONÁRIAS

As artérias coronarianas são responsáveis pela vascularização de músculo cardíaco. Como as demais artérias, podem sofrer processos degenerativos. O processo patológico mais freqüente é a disposição de lipídios (colesterol) em seu interior, diminuindo-lhe o calibre, e, como conseqüência, a quantidade de sangue necessária à nutrição do coração.

A cardiopatia coronariana é causada pela diminuição de fluxo sangüíneo no miocárdio.

ANGINA DO PEITO (*ANGINA PECTORIS*)

Insuficiência do fluxo sangüíneo nas artérias coronárias, levando uma oxigenação inadequada ao mesmo (isquemia do miocárdio).

Sintomas

— dor súbita localizada atrás do esterno, que se irradia para o ombro e face interna do braço esquerdo, indo até a mão. O paciente queixa-se de sensação de sufocação e angústia.

As dores surgem nos momentos de grande esforço físico, emoções ou refeições copiosas. Embora durem no máximo de 3 a 5seg, tendem a se repetir a cada novo esforço ou emoção violenta.

Tratamento

— a dor da angina diminui imediatamente com o uso de vasodilatadores.

O comprimido deve ser colocado sob a língua onde deve permanecer até sua total absorção.

Cuidados de Enfermagem

1) atender o anginoso, colocando-o em repouso e administrando-lhe o vasodilatador indicado;
2) educá-lo no sentido de não fazer esforço físico, evitar fortes emoções e refeições exageradas;
3) orientá-lo sobre os exames indicados pelo médico;
4) ensinar-lhe a usar a medicação adequada.

ENFARTE DO MIOCÁRDIO

Interrupção do fluxo em uma parte do músculo cardíaco, causando necrose da região atingida.

Sintomas

— dor torácica súbita e intensa, precordial ou esternal, que se irradia para o braço, especialmente o esquerdo. A dor é mais intensa e duradoura que a dor da angina e não se relaciona com o esforço físico necessariamente. Não há alívio com o repouso nem com o vasodilatador, podendo durar horas, até dois dias.

Paralelo à dor, podem surgir sintomas de choque, palidez, sudorese, hipotensão, taquisfigmia. O paciente fica inquieto e angustiado.

Diagnóstico

baseado em:
1) exame físico;
2) ECG;
3) exame de sangue;
4) cineangiocoronariografia (cateterismo cardíaco).

Cuidados de Enfermagem

1) Repouso absoluto, observando:
a) não permitir-lhe o menor esforço
b) organizar o serviço de modo a movimentá-lo o menos possível.
c) observar silêncio no local
d) impedir que o paciente se emocione.
2) Observações da enfermagem:
a) sinais, localização e intensidade da dor torácica
b) cianose e dispnéia

c) freqüência e característica do pulso e respiração
d) alteração de TA e temperatura
e) sinais de náuseas e depressão respiratória
f) sinais de hemorragia
3) Administrar a medicação rigorosamente no horário.
— Complicações — embolia pulmonar, edema agudo do pulmão, choque, fibrilação ventricular (parada cardíaca).

Medicação

1) Morfina (opiáceo) para aliviar a dor e a ansiedade
2) Sedativos e tranqüilizantes
3) Anticoagulantes
4) Digital, diuréticos e laxantes

ENDOCARDITE BACTERIANA

É a inflamação do endocárdio. Pode ser:
1) Aguda — desenvolvimento rápido
2) Subaguda — desenvolvimento lento

É freqüente nos indivíduos com lesões das válvulas cardíacas (febre reumática) ou com defeitos congênitos do coração. Pode ocorrer em qualquer idade, sendo mais comum no começo da idade adulta.

Etiologia

É causada pela invasão da corrente sangüínea por bactérias, o que pode acontecer após a extração de dente, parto, etc.

A bactéria mais comum é o *Streptococcus viridans*.

Sintomas

— começo: febre moderada, mal-estar e fadiga. Depois, a febre aumenta, há calafrios, suores, perda de peso e anorexia. Aparecem petéquias. Pode haver embolia.

Diagnóstico

É feito através de:
1) exame físico;
2) anamnese (história de doenças recentes);
3) exames de laboratório (hemocultura).

Cuidados de Enfermagem

1) Administrar os antibióticos no horário.
2) Manter o paciente em repouso.
3) Observar alteração de sintomas (TPR, petéquias).
4) Observar qualquer sintoma de embolia.

FEBRE REUMÁTICA

De etiologia desconhecida, a doença atinge mais a faixa de cinco e 15 anos, podendo causar lesão cardíaca. Geralmente aparece após faringite, amigdalite, escarlatina, etc.

Sintomas:

1) Febre moderada, fadiga, anorexia, perda de peso.
2) Inflamação aguda de uma ou mais articulações (artrite).
3) A miocardite e a endocardite são responsáveis pelos sintomas cardíacos da doença.
4) As cardiopatias valvulares aparecem mais tarde.

Tratamento

1) Antibióticos — para combater as bactérias.
2) Cortisona — para aliviar os sintomas.
3) Os salicilatos (AAS) — para diminuir a febre.

Cuidados de Enfermagem

1) Administrar a medicação no horário exato.
2) Observar sintomas de recidiva da doença: febre, dor de garganta, dor nas articulações.
3) Observar sintomas como: dispnéia, tosse, edema e fadiga.
4) Repouso no leito e conforto físico.
5) Administrar medicação antitérmica com leite.

DOENÇAS DO APARELHO RESPIRATÓRIO

BRONQUITE ASMÁTICA

Doença que se caracteriza pelo espasmo dos brônquios, edema de mucosa e secreção de muco espesso e viscoso.

Etiologia

— alergia, infecção e tensão emocional.

Sintomas

— respiração arquejante e com sibilos, expiração prolongada, palidez, sudorese abundante, cianose se o ataque for grave, tosse no início do ataque, expectoração branca e espessa.

A asma pode ser ocasional ou freqüente e duradoura. Aparece em qualquer idade; quando no adulto, tende a transformar-se em enfisema.

Tratamento

1) Broncodilatador — adrenalina, aminofilina, aleudrin.
Efeitos colaterais: taquicardia, palpitações, tremores, palidez e ansiedade.
2) Nebulização com broncodilatadores.
3) Sedativos e tranqüilizantes — para diminuir a ansiedade.
4) Oxigênio durante o ataque agudo.

Cuidados de Enfermagem

1) Colocar o paciente numa posição confortável (Fowler).
2) Permanecer junto ao paciente.
3) Observar e anotar: freqüência e tipo de pulso e respiração, cor da pele, tosse, escarro e estado emocional.
4) Administrar líquidos.
5) Administrar oxigênio.
6) Manter a unidade limpa e livre de pó e odores fortes.
7) Evitar infecções e prevenir fatores que predispõem à infecção como correntes de ar, mudanças de temperatura, etc.
8) Observar sintomas de toxicidade medicamentosa: náuseas, vômitos, etc.

ENFISEMA PULMONAR

Doença que se caracteriza pela distensão dos alvéolos, perda de estrutura e elasticidade alveolar.

Etiologia

— bronquite crônica, asma brônquica. É comum nos fumantes inveterados.

Sintomas

a) Dispnéia de esforço inicial, chegando depois a ocorrer mesmo em repouso.
b) Tosse com expectoração mucopurulenta.
c) Expiração longa e difícil.
d) Tensão, palidez e dificuldade de falar.
e) Função respiratória muito acelerada, causando concentração de CO_2 no sangue.

Diagnóstico

— Feito pelos sintomas e radiografias.

Tratamento

a) Broncodilatadores.
b) Expectorantes.
c) Drenagem postural.

d) Antibióticos.
e) Oxigênio.

Cuidados de Enfermagem

1) Evitar esforço do paciente.
2) Ajudar o paciente a aceitar sua incapacidade.
3) Promover exercício respiratório.
4) Administrar medicação exata.
5) Orientar o paciente quanto ao fumo.

EDEMA AGUDO DE PULMÃO

É o acúmulo de líquido e solutos nos espaços extravasculares do pulmão.

Etiologia

— Causas cardíacas: diminuição da força contrátil do ventrículo esquerdo, hipertensão, insuficiência aórtica, estenose mitral.
— Causas não cardíacas: infecções pulmonares (formação de exsudatos), choque séptico, linfangite (alteração de drenagem linfática), derrames pleurais, pneumotórax, hiperidratação.

Sintomas

— dispnéia com respiração sibilante, tosse com expectoração de muco rosado (espumoso), palidez e sudorese, pulso débil e rápido, inquietação.

Tratamento

1) Manter permeabilidade das vias aéreas superiores.
2) Oxigenoterapia (cateter nasal, máscara).
3) Sangria branca (garroteamento).
4) A medicação depende da fisiopatologia (diuréticos, hipotensores).

Cuidados de Enfermagem

1) colocar o paciente em posição de Fowler.
2) providenciar o garroteamento.
3) aplicação de medicação específica.
4) aspiração de secreção, oxigenoterapia.

EMPIEMA PULMONAR

Presença de exsudato purulento, espesso, na cavidade pleural.

Sintomas

—febre, dor pleural, dispnéia, anorexia, perda de peso.

Tratamento

—remover o material infectado (drenagem).

Cuidados de Enfermagem

1) manter o paciente confortável;
2) proporcionar repouso e tranqüilidade;
3) administrar medicação prescrita;
4) verificar e anotar sinais vitais;
5) ajudar o médico durante a drenagem.

ABSCESSO PULMONAR

É um foco supurado no pulmão, acompanhado de necrose.

Sintomas

—febre, calafrios, sudorese, debilidade, anorexia, expectoração abundante; a hemoptise é comum.

Tratamento

Pode ser individualizado e depende dos seguintes fatores:
1) causa do abscesso.
2) duração do mesmo.
3) estado geral do paciente.
4) natureza e virulência do microrganismo causal.
5) local e extensão da lesão.
6) presença de complicações pulmonares e pleurais.

Cuidados de Enfermagem

—De acordo com o tipo de tratamento.

EMBOLIA PULMONAR

Refere-se à obstrução de uma ou mais artérias pulmonares por um trombo originado em algum lugar do sistema venoso ou na cavidade cardíaca direita.

Etiologia

— Idade avançada, estados pós-operatórios, pós-parto, DPOC, fratura de fêmur, inatividade.

Tratamento

— Prevenção, combater o choque, drogas antiembólicas e intervenção cirúrgica.

Cuidados de Enfermagem

1) Repouso absoluto no leito.
2) Controlar sinais vitais.
3) Oxigenoterapia.
4) Oriente quanto ao uso de meias elásticas.
5) Evitar pernas e pés pendurados.
6) Observar rigorosamente a administração de medicamentos prescritos, horário e dosagem.
7) Comunicar ao enfermeiro e ao médico qualquer sintoma de sangramento, por menor que seja, desde que o paciente faça uso de medicação anticoagulante.

DOENÇAS DO APARELHO CIRCULATÓRIO

ANEMIAS

— Diminuição do número de hemácias no sangue. Isto acarreta vários distúrbios porque nas hemácias há hemoglobina, responsável pelo transporte de oxigênio e gás carbônico.

Tipos

1) Anemia ferropriva.
2) Anemia perniciosa.
3) Anemia falciforme.

Anemia Ferropriva

O adulto tem aproximadamente de 4,5 a 5g de ferro no corpo, assim distribuídos: na hemoglobina, no baço, na medula óssea, no fígado, no núcleo e no citoplasma de células.

A anemia ferropriva é aquela em que se dá a diminuição crônica da taxa de ferro, ocasionando distúrbios sérios no organismo.

É comum nas mulheres que têm perda excessiva de sangue na menstruação e nos homens com hemorróidas, úlceras gástricas e cirrose.

Sintomas

— Comuns em toda anemia: fadiga, palidez, anorexia e adnamia.

Tratamento

— Alimentação rica em ferro, fígado, vísceras de animais, feijão, frutas, medicação à base de ferro e vitamina B12, repouso relativo.

Anemia Perniciosa

Causada por deficiência da maturação de hemácias na idade de 40 a 65 anos.

Sintomas

— tem início insidioso com palidez acentuada, descoramento da conjuntiva, cansaço fácil e anorexia.

Tratamento

— Dieta, medicação específica, transfusões de sangue.

Anemia Falciforme

Anemia hemolítica que atinge a raça negra.

Sintomas

— Dor abdominal e articular, icterícia.

Tratamento

— Não há tratamento específico, é baseado na dieta rica em calorias. O prognóstico depende da gravidade do sintoma e da aparição de complicações do paciente.

LEUCEMIA

Proliferação intensa e anormal de leucócitos, com infiltrações em diversos tecidos, especialmente na medula óssea, baço e glânglios linfáticos. É de natureza neoplásica.

Sintomas

— Palidez, anorexia, cansaço, aparecimento de equimoses, hemorragias freqüentes e fáceis.

Formas

— L.C. — (crônica) mais comum nos homens.
— L.A. — (aguda) mais comum em crianças com menos de 10 anos.

Tratamento

1) Quimioterapia.
2) Radioterapia.
3) Transfusões de sangue.
4) Alimentação para anemia.

Cuidados de Enfermagem

1) Os mesmos que em qualquer paciente grave.
2) O fator psicológico é muito importante, quando se trata de crianças.

Quimioterapia

É uma terapêutica usada em oncologia e que se baseia no uso de medicação citostática e antiblásticos com a finalidade de destruir células cancerosas agindo em nível celular e atuando em micrometástase.

Pode ser administrado em via oral, IM e IV, local e intracavitárias.

Intravenosa (Método e Observações)

1) Aplicar sempre usando um soro glicosado para "lavar" a veia.
2) Observar o horário rigoroso.
3) Observar os medicamentos: alguns não podem ficar fora da geladeira.
4) Aplicar lentamente, logo após o preparo da medicação, observando a reação do paciente.
5) Anotar imediatamente.

O Papel da Enfermagem na Quimioterapia

Todo paciente canceroso é um carente, inseguro e instável. Dependem do enfermeiro a tranqüilidade e a segurança do paciente durante o tratamento. Ele deve ser esclarecido para os efeitos colaterais da quimioterapia: náuseas, vômitos, diarréia, alopécia, febre, flebite química e estomatites. Como é um paciente crônico (aplicação de 20 em 20 dias), ele deve ser bem orientado para que não abandone o tratamento.

Nota: a quimioterapia provoca anemia, por isso não pode ser aplicada sem um hemograma prévio. Em caso de hematócrito muito baixo, faz-se antes a transfusão de sangue.

DOENÇAS DO APARELHO DIGESTIVO

CIRROSE HEPÁTICA

É uma afecção do fígado caracterizada por três fatores:
1) Destruição das células hepáticas.
2) Formação do tecido cicatricial.

3) Degeneração celular.

O alcoolismo associado a má nutrição é quase sempre responsável pelo aparecimento dessa doença, que pode ser fatal.

Classificação da Cirrose

Cirrose Gordurosa Nutricional

É a mais freqüente das cirroses em quase todo o mundo, atinge uma quantidade maior de indivíduos de idade entre 40 e 60 anos.

A maneira pela qual a doença surge e se estabelece ainda é discutida. Em seus estágios iniciais, o fígado mostra uma degeneração gordurosa. A esse estado associa-se um progressivo processo de fibrose (cicatrização) que pode determinar, mais tarde, a cirrose hepática. Nas fases avançadas desta forma de cirrose, o fígado apresenta-se pequeno, contraído, difusamente nodular e contendo grandes quantidades de tecido fibrótico.

O tratamento é feito à base de medicação desintoxicante e dieta adequada.

Cirrose Biliar

— é causada pela obstrução dos canais biliares, associada quase sempre a uma infecção.

Este tipo de cirrose apresenta a segunda maior incidência do mundo.

Cirrose Pós-Necrótica

— é causada por necrose maciça de áreas consideráveis do fígado que pode ser determinada por hepatite a vírus ou ainda por vários fatores agressivos, como drogas inseticidas, bactérias e outros.

É diferente dos tipos anteriores porque não é resultado de uma alteração progressiva, surge após um ou alguns episódios repetidos de extensa destruição da substância hepática. Desde que uma quantidade suficiente de tecido hepático tenha sido poupada, não há perigo de vida.

Existem ainda outros tipos de cirrose mais raros, como a cirrose pigmentar (alterações do metabolismo do ferro), cirrose cardíaca provocada por severa deficiência cardíaca, cirrose sifilítica, resultado da agressão pelo microrganismo causador da sífilis.

Sintomas

— Icterícia (olhos e pele), alteração dos componentes do sangue que apresenta defeitos de coagulação, comprometimento dos rins, ascite, além de maior incidência de úlcera péptica nos cirróticos.

Tratamento

— Varia de acordo com o estágio de evolução da doença. Se for detectada em suas fases iniciais, a cirrose, principalmente a de origem alcoólica, poderá ser tratada com sucesso, caso o paciente colabore efetivamente com o médico na manutenção das medidas terapêuticas adequadas.

Cuidados de Enfermagem

1) Manter a higiene e o conforto do paciente.
2) Administrar a medicação prescrita.
3) Verificar sinais vitais.
4) Pesar o paciente diariamente.
5) Em caso de punção para retirada de líquido ascítico, preparar o material e auxiliar o médico.

CÂNCER GÁSTRICO

O estômago é um dos órgãos de predileção do processo neoplásico, ou seja, crescimento celular anormal.

O câncer gástrico atinge mais os homens que as mulheres, com maior incidência na faixa de idade que vai dos 40 aos 60 anos, podendo ocorrer também em pessoas mais jovens.

As causas são misteriosas, mas existem fatores predisponentes que a longo prazo podem causar o câncer gástrico, como: as lesões do estômago como a gastrite, a polipose (tumores benignos) e a úlcera gástrica.

O câncer gástrico divide-se em três tipos:

a) *infiltrante* — estende-se amplamente através de todas as camadas das paredes gástricas até invadi-las por completo.

b) *ulcerante* — o câncer gástrico mostra um aspecto benigno quando visto a olho nu. Quando muito, apresenta uma pequena região de engrossamento e infiltração, e a presença de células cancerosas só será revelada através da análise microscópica.

c) *vegetante* — o câncer do estômago mostra-se sob forma de uma massa grande de tecido maligno, que cresce para o interior do órgão.

Sintomas

— O início é insidioso, pegando desprevenidos os doentes e também os médicos; o paciente sente dores estomacais mesmo após ingestão de alimentos, náuseas, vômitos, que vão se agravando com o avanço do mal.
— O tratamento é cirúrgico-clínico, quando o câncer é surpreendido em tempo; a porcentagem de sobrevida é boa, entre cinco a 10 anos após a intervenção.

Cuidados de Enfermagem

1) Observar a dieta.
2) Administrar medicação prescrita.

3) Fazer higiene oral sempre que necessário.
4) Observar e notar aspecto do vômito e das fezes.
5) Manter o paciente limpo e confortável.

CÂNCER DO ESÔFAGO

— Crescimento celular anormal nas paredes do esôfago.

Formas de Câncer Esofagiano

— A mais freqüente e mais grave doença que atinge o esôfago divide-se em:
a) *Vegetante* — a mais benigna porque apresenta logo os sintomas e obriga o paciente a procurar tratamento, pois o tumor cresce para dentro da luz do órgão, em forma de couve-flor, diminuindo o espaço interno.
b) *Estenosante* — o tumor envolve todo o órgão, crescendo em anel, também diminui a luz do órgão, mas os sintomas custam mais a aparecer.
— Exames radiológicos e a história do doente ajudam muito ao médico na conclusão do diagnóstico.
— O tratamento efetivo é a cirurgia, dieta pré e pós-operatória.

Cuidados de Enfermagem

— Os mesmos dados em câncer gástrico.

COLITE ULCERATIVA

— Inflamação do intestino grosso caracterizada por formação de pequenas úlceras na parede do cólon.

Causas

— Falta de ácido clorídrico na suco gástrico, fatores psíquicos ou alterações do sistema nervoso que alteram a produção de sucos digestivos.

Sintomas

— Aparecimento brusco de dores no abdômen, diarréia, náuseas e vômitos com conseqüente desidratação e febre.

Tratamento

— Independente da administração do medicamento o tratamento obrigatório é o dietético. Primeiro faz-se a interrupção de alimentação por seis a 24 horas e depois gradativamente vai-se oferecendo alimentos sem forçar, só água e chá são dados sem restrição.

Cuidados de Enfermagem

1) Observar rigorosamente a dieta.
2) Observar sinais vitais.
3) Hidratar o paciente.
4) Manter repouso e higiene.

ÚLCERA PÉPTICA

É uma escamação formada na parede mucosa do estômago, do piloro ou no duodeno.

Etiologia

É pouco conhecida. Sabe-se que as úlceras corroem apenas áreas do trato gastrointestinal expostas ao ácido clorídrico e à pepsina.

Os psicanalistas afirmam que as úlceras resultam da repressão de necessidades e do estresse. Certas drogas também predispõem a úlceras e a tendência familiar é um fator a ser considerado.

Sintomas

— dor, dispepsia, vômito (que pode ou não ser seguido da náusea).

Diagnóstico

Feito pela anamnese, exame clínico e exames radiológicos.

Tratamento

Tem dois objetivos:
a. controle da acidez gástrica;
b. redução do estresse emocional.
Para isso, faz-se uma dietoterapia, com administração de medicação antiácida e tranqüilizantes.

Cuidados de Enfermagem

Todo o plano de cuidados deve ser feito tendo em mente que o portador de úlcera péptica é irritável e se ofende facilmente.
1. Repouso no leito para retirar o paciente do ambiente de estresse.
2. Medicação e alimentação dadas em hora certa.
3. Observação de sua dieta que é freqüente e em pequenas quantidades.
4. Ressaltar a importância de tomar a medicação e o alimento na hora certa.
5. Destacar a importância da moderação em todas as atividades.
6. Encorajar a eliminação do fumo, se houver.

Complicação da Úlcera Péptica

Hemorragia — pode manifestar-se oralmente ou através das fezes (melena).
É sempre uma complicação grave, que pode levar o paciente ao choque e à morte. O médico deve ser avisado imediatamente e as medidas de emergência tomadas de acordo com cada caso.

DIABETE MELITO

O diabete melito é uma doença hereditária, que se caracteriza por hiperglicemia causada por uma relativa insuficiência ou uma falta de insulina, que conduz à anormalidade no metabolismo dos carboidratos, das proteínas e das gorduras.

Há dois tipos de diabete:
— O que se instala no período de crescimento: diabete juvenil.
— O que se instala no período da maturidade: diabete de instalação da idade adulta.

Essas formas diferem no curso clínico e nas complicações.

Sintomas

O diabete juvenil geralmente se inicia na infância, mas pode ocorrer em qualquer idade.

Surge de repente, com perda de peso, fraqueza, poliúria, polidpsia e polifagia.

O apetite devorador pode em breve desaparecer quando a situação metabólica for equilibrada. Esses pacientes são suscetíveis ao desenvolvimento de cetoses e, quase sempre, o diagnóstico é feito inicialmente, com o paciente em coma, devido à cetoacidose.

A insulina é necessária e o controle pode ser difícil pelas largas flutuações da glicose sangüínea.

O diabete que se instala na maturidade ocorre geralmente após os 40 anos. A maioria é formada por pessoas de peso excessivo quando a condição é descoberta.

O início é insidioso e os sintomas podem ser discretos: fadiga, sonolência pós-prandial, irritabilidade, nictúria, prurido na pele, feridas cutâneas que cicatrizam mal, perda de peso.

Diagnóstico

É feito com provas de glicose sangüínea. O exame clínico e os exames complementares determinam o diagnóstico e a extensão da doença.

Indivíduos nos quais se deve suspeitar de diabete melito:
1. Parentes de diabéticos reconhecidos.
2. Mães que deram à luz bebês muito grandes.
3. Pacientes com início precoce de arteriosclerose.
4. Pessoas com infecções crônicas ou freqüentes.
5. Homens que tiveram enfarte do miocárdio antes dos 40 anos.

6. Pacientes com retinopatias, nefropatias, neuropatias ou outras manifestações vasculares.

7. Mulheres que tiveram enfarte do miocárdio antes da menopausa.

Complicações mais Comuns na Diabete

- 1. Infecções: são sempre graves no diabético porque sua resistência está diminuída pela hiperglicemia e porque a infecção agrava a diabete;
- 2. Complicações vasculares: a patologia vascular da diabete, no nível capilar, ocasiona complicações como:

   a. glomeruloesclerose;

   b. neuropatias — a que se evidencia é no sistema nervoso periférico, causando dormência periférica, ardência, torpor, dor e perda dos reflexos;

   c. retinoplasias — a diabete pode provocar um distúrbio progressivo na circulação da retina, ocasionando hemorragias e diminuindo a visão do paciente.
- 3. Pé-Diabético: pela neuropatia diabética, o paciente pode perder a sensibilidade do pé à dor e ao calor. Isto o torna indefeso e provoca quase sempre acidentes com conseqüências desastrosas. A gangrena é uma conseqüência comum nestes casos.

Tratamento

Feito com insulina, drogas regulares e dietoterapia.

O objetivo do tratamento é ajudar o paciente a ter uma vida confortável e útil pelo maior tempo possível. O paciente bem controlado está livre de sintomas diabéticos, não apresenta episódios de hipoglicemia, mantém o peso ótimo, conserva a taxa de glicose sangüínea entre 80-130mg/100ml antes de cada refeição e tem pouca ou nenhuma glicosúria.

Cuidados de Enfermagem

1. Ao receber o diabético, observar cuidadosamente sua pele, detendo-se no aspecto das extremidades. Cortar-lhe as unhas, caso estejam grandes.
2. Colaborar ativamente na sua educação, elucidando dúvidas que possam existir.
3. O paciente acamado requer uma atenção maior pela facilidade que tem na formação de escaras.
4. Administrar a insulina rigorosamente no horário.
5. Observar sua alimentação.
6. Anotar qualquer anormalidade apresentada por esse tipo de paciente.

Insulinoterapia. Fabricada pelas ilhotas de Langerhans, no pâncreas, a insulina age abaixando a glicose sangüínea. É usada em diabéticas grávidas ou nos que não alcançaram um controle satisfatório com drogas antidiabéticas, ou nos que tenham adquirido a doença antes dos 40 anos.

Existem vários tipos de insulina disponíveis, variando de:

a. Tempo de ação.

b. Tempo de efeito máximo.
c. Duração desse efeito.

Os tipos de insulina são disponíveis em concentrações de 40, 80 e 100 unidades/ml.

Aplicação de Insulina. Logo que se positivar a necessidade de insulina, o paciente deverá ser instruído na técnica de auto-aplicação.

Através de um preparo psicológico muito grande, o enfermeiro fará a demonstração cuidadosa no primeiro dia e induzirá o paciente à auto-aplicação logo no segundo dia, quando será assistido, encorajado e corrigido, se necessário. Pontos a serem observados:

a. a graduação da seringa;
b. a dosagem da insulina;
c. a aspiração da insulina observando: a graduação da seringa x conteúdo em unidades/ml do frasco;
d. a antissepsia do local;
e. a técnica correta.

Regra para cálculo de dosagem de insulina ("regra de três")

F——S   F = Frasco
D——X   S = Seringa
            D = Dose prescrita
            X = Dose a ser administrada

As regiões mais indicadas para aplicação de insulina:
a. Face externa dos braços
b. Face externa das coxas
c. Na região abdominal.

CETOACIDOSE DIABÉTICA

Falta de insulina resultando em distúrbios do metabolismo dos carboidratos, gorduras e proteínas, com desidratação e distúrbios eletrolíticos.

Sintomas

Inquietude, pele seca e avermelhada, sonolência, pulso rápido, respiração profunda, diminuição da pressão do pulso, coma.

O tratamento aí objetiva restabelecer a utilização de carboidratos e corrigir o desequilíbrio eletrolítico.

Cuidados de Enfermagem

1. Providenciar amostra de sangue e urina imediatamente.
2. Colocar cateter de demora.
3. Administrar a medicação prescrita com rigorosa exatidão: hora e dosagem.
4. Balanço hídrico rigoroso.
5. Verificar sinais vitais de meia em meia hora.
6. Manter o paciente confortável, limpo e calmo.

HIPOGLICEMIA

Glicemia reduzida, que geralmente resulta do excesso de insulina causado pela administração excessiva de insulina ou pela absorção exagerada da mesma em casos de patologias nas ilhotas de Langerhans (como tumores).

Sintomas

Cefaléia, nervosismo, fome, sudorese, tremores, pele fria, úmida e pálida, taquicardia ou bradicardia, fala arrastada, comportamento irracional, convulsão e coma.

O tratamento aí objetiva restaurar a função cerebral normal logo que possível.

Cuidados de Enfermagem

1. Preparar a IV de glicose hipertônica (50%) e aguardar ordem médica para aplicá-la.
2. Preparar equipamento endovenoso com solução glicosada para aplicar quando prescrito.
3. Permanecer ao lado do paciente até que ele volte a ficar consciente.
4. Providenciar carboidratos via oral.
5. Observar o paciente de perto para detectar evidências de hipoglicemia recorrente.

Em ambos os casos, logo que o paciente esteja recuperado, é preciso ensinar o paciente a:

1. Aceitar a responsabilidade de seguir o seu plano de cuidados.
2. Manter em equilíbrio seu regime de dieta, insulina e exercícios.
3. Alimentar-se da dieta prescrita com regularidade.
4. Aumentar a alimentação durante os períodos de exercícios.
5. Informar ao médico quando estiverem presentes infecção, vômitos ou diarréia.

DOENÇAS DO SISTEMA URINÁRIO

INSUFICIÊNCIA RENAL AGUDA

Insuficiência renal aguda é uma perda súbita e completa da função renal causada por insuficiência na circulação renal ou por lesão glomerular ou tubular. As substâncias normalmente eliminadas na urina acumulam-se nos líquidos corpóreos.

Etiologia

Pode ser causada por choque, agentes nefrotóxicos, queimaduras, reações transfusionais graves, infecções agudas e grandes hemorragias.

Sintomas

Oligúria e anúria agudas. O paciente parece gravemente doente. Ele se apresenta letárgico, com náuseas persistentes, vômitos e diarréia, sua pele e mucosa ficam secas pela desidratação, sonolência e cefaléia. Sua respiração pode ter odor de urina. Podem ainda sobrevir abalos musculares e convulsões.

Tratamento

O rim tem uma grande facilidade de se recobrar das lesões. Por isso, os objetivos do tratamento são remover a causa e manter o paciente tão próximo ao normal quanto possível, para que possa ocorrer a correção do tecido renal e a restauração de sua função.

O tratamento ideal da insuficiência renal envolve a diálise para prevenir a deterioração metabólica.

INSUFICIÊNCIA RENAL CRÔNICA

Insuficiência renal crônica é uma deterioração progressiva da função renal, a qual termina fatalmente em uremia e suas complicações, a menos que a hemodiálise ou o transplante renal seja feito.

Etiologia

Glomerulonefrite crônica, pielonefrite, anomalias de desenvolvimento, alterações vasculares renais são algumas das suas causas.

Sintomas

Embora em certos casos seu início seja súbito, na maioria dos pacientes ela começa com um ou mais sintomas desse grupo: letargia, cefaléia, sonolência, vômitos, agitação, alterações mentais, hálito ácido, etc., que pode durar semanas. Se um tratamento intensivo for então iniciado, a insuficiência renal pode desaparecer. Se não houver tratamento, outros sintomas vão aparecendo; a anormalidade metabólica da urina afeta todo o sistema corpóreo: altera a TA, surgem os edemas, os sintomas anteriores se agravam.

Tratamento

A finalidade do tratamento é ajudar os rins doentes a manter a homeostase por quanto tempo for possível. Todos os fatores que contribuem para o problema devem ser pesquisados e tratados. A ingestão de sal e líquidos deve ser restringida para evitar o acúmulo de líquido nos tecidos.

O tratamento específico é a diálise.

DIÁLISE

A diálise é um método de depuração extra-renal que se baseia na difusão de moléculas solúveis através de uma membrana semipermeável, passando do lado de alta concentração para o de baixa concentração.

Há dois métodos de diálise:

— Diálise peritoneal.
— Hemodiálise.

DIÁLISE PERITONEAL

É a depuração extra-renal, em que o peritônio atua como membrana semipermeável (dialisadora). Nesta técnica, um líquido dialisante estéril apropriado é introduzido a intervalos regulares, na cavidade peritoneal.

Indicações

Na insuficiência renal para remover as substâncias tóxicas e os resíduos que normalmente são exsudados por um rim sadio.

É usada em pacientes com edema incurável, coma hepático, azotemia, hipertensão e uremia.

Contra-Indicações

Queimaduras externas, traumatismos da parede abdominal, gravidez, cirurgias abdominais recentes.

A diálise peritonial leva geralmente de 36 a 48 horas para fazer o mesmo que a hemodiálise em seis horas.

As finalidades do tratamento são:
1. Ajudar a remoção de substâncias tóxicas.
2. Remover o excesso de líquido do corpo.
3. Ajudar a equilibrar o balanço hídrico do organismo.

Cuidados de Enfermagem

1. Preparar psicologicamente o paciente.
2. Fazer a tricotomia da região abdominal, se necessário.
3. Pesar o paciente antes da diálise e a cada 24 horas.
4. Fazer com que esvazie a bexiga.
5. Verificar sinais vitais.
6. Trazer o material necessário à instalação da diálise e auxiliar o médico no que for necessário.
7. Conectar o cateter introduzido com o tubo em Y e colocar 2 litros de solução dialisadora morna (37ºC) para correr rapidamente (18 a 20 minutos).
8. Fechar os tubos da solução introduzida e deixá-la no abdômen do paciente pelo período prescrito pelo médico (30 a 45 minutos). Enquanto isso, preparar a solução que será introduzida a seguir.
9. Decorrido o tempo, abrir o tubo de saída. A drenagem deve durar aproximadamente 20 minutos, embora varie com o paciente.
10. Quando o líquido não fluir bem, movimentar o paciente ou levantar a cabeceira de sua cama para facilitar a drenagem.
11. Anotar com exatidão o balanço do paciente.

12. Quando a saída do líquido cessar, fechar o tubo de saída e infundir a próxima solução.
13. Antibióticos e heparina devem ser adicionados à solução, quando indicados.
14. Promover conforto para o paciente durante a diálise.
15. Observar as seguintes complicações:
    a. Infecção peritoneal.
    b. Dificuldade respiratória.
    c. Forte dor abdominal.
    d. Sangramento em torno da cânula.
    e. Choque.
    f. Vazamento.

Anotar rigorosamente:
1. quantidade de solução infundida e recuperada;
2. hora exata do início e do fim de cada infusão;
3. balanço hídrico;
4. número de horas;
5. medicamentos adicionados à solução dialisadora;
6. peso do paciente antes e após a diálise;
7. observação da condição do paciente.

Obs.: O paciente e familiares podem ser treinados para preparar e fazer a diálise peritoneal em domicílio.

HEMODIÁLISE

Conceito

É um método de depuração do sangue, extracorpórea, em que é utilizada uma membrana artificial sintética, o rim artificial.

Indicações

Insuficiência renal, envenenamento agudo, e nos casos contra-indicados à diálise peritoneal.

Meios de Acesso à Circulação para Hemodiálise

— punção femoral (urgente);
— *shunt* ou cânula arteriovenosa;
— fístula arteriovenosa (anastomose com um pedaço de safena).

Cuidados com *Shunt*
— mantê-lo fixo através de curativo à atadura para que fique bem protegido;
— evitar o uso de pomadas e cremes junto ao implante;
— observar diminuição ou interrupção da pulsação do sangue na cânula ou do frêmito acima dela.

Cuidados com a Fístula Arteriovenosa

— evitar garroteamento e verificação de pressão no braço da fístula;
— não puncionar as veias desenvolvidas pela fístula com outra finalidade além da hemodiálise;
— manter o curativo compressivo após o término da hemodiálise.

Assistência de Enfermagem na Unidade de Hemodiálise

a. pesar o paciente e comparar com o peso anterior;
b. verificar sinais vitais antes, durante e depois;
c. observar presença e aumento de edemas;
d. antissepsia da área a ser manipulada;
e. controle de tempo de coagulação e heparinização;
f. controle do fluxo sangüíneo;
g. observação constante do sistema para detectar vazamento ou ruptura de membrana (hemorragia);
h. manter o ambiente tranqüilo e agradável.

A maioria dos pacientes submetidos à hemodiálise faz tratamento ambulatorial, participa de seu tratamento e é superinformada sobre todas as situações que envolvem a sua moléstia.

Há entre eles uma verdadeira solidariedade em relação aos problemas comuns como: dificuldades do tratamento, locomoção, custos, complicações e o sonho imenso de um transplante renal.

3 Noções de Enfermagem Cirúrgica

ENFERMAGEM CIRÚRGICA

CIRURGIA

Parte da medicina que trata das operações exigidas por lesões externas e internas. A enfermagem cuida do paciente antes da cirurgia, auxilia o ato cirúrgico e atende-o após a cirurgia.

Cuidados Pré-Operatório

São aqueles que antecedem aos de uma cirurgia.
Orientação de Enfermagem antes da cirurgia:
1. Histórico — exame clínico geral.
2. Exames de laboratório necessários.
3. Raios X indicado.
4. Pacientes cardíacos, diabéticos e com problemas respiratórios merecem maior atenção.
5. Orientá-lo sobre a necessidade de abolir o fumo, para evitar problemas brônquicos.
6. Aconselhá-lo e ensiná-lo a fazer exercícios respiratórios.
7. Cuidado com a alimentação — deve ser mais rigorosa antes da cirurgia.

Pré-operatório imediato — começa 24 a 48 horas antes da cirurgia.

Cuidados de Enfermagem

1. Preparo psicológico — explicar-lhe a cirurgia, acalmando-o quanto à anestesia, etc.
2. Verificar se os exames pedidos pelo médico estão prontos.
3. Verificar se a cirurgia foi marcada.
4. Observar a higiene do paciente.
5. Observar a pele do paciente à procura de alguma anormalidade.

24 horas antes:

a. Dieta leve ao jantar.
b. Lavagem intestinal, se indicada.
c. Deixar ordem de jejum para o dia seguinte.
d. Observar ordem médica para outros tratamentos: lavagem gástrica, cateterismo vesical.
e. Se houver indicação de CTI, preparar psicologicamente o paciente para isso.

No dia da cirurgia:

1. Observar o estado geral do paciente, comunicando ao cirurgião qualquer anormalidade ocorrida.
2. Higiene oral, tricotomia duas horas antes da cirurgia e banho a seguir.
3. Retirar pinturas, esmaltes e jóias.
4. Verificar se foram executadas todas as ordens médicas.
5. Esvaziamento da bexiga — levá-lo ao banheiro.
6. Retirar prótese dentária, embrulhá-la e identificá-la.
7. Colocar a roupa de centro cirúrgico. O paciente não vai com a sua própria roupa.
8. Administrar medicação pré-anestésica, se prescrita, e observar reação do paciente.
9. Verificar os sinais vitais e anotar no prontuário: A SO com TPR e TA; estado geral — aparentemente calmo, etc.
10. Entregá-lo ao funcionário da SO, com o prontuário. Acompanhá-lo até onde for permitido.
11. Arrumar a unidade do paciente com a cama para operado fechada.

Tricotomia: raspagem dos pêlos.
Objetivo: expor a área operatória e evitar infecções.
Material: bandeja com: a. cuba redonda com água e sabão
                       b. tesoura
                       c. gazes
                       d. aparelho de barba e giletes (descartáveis).

Cirurgias e Regiões a Serem Tricotomizadas

1. Crânio: feita pelo cirurgião. Se o enfermeiro for solicitado, cortar o cabelo bem curto e depois tricotomizar.
2. Mastóide: fazer a tricotomia em volta das orelhas.
3. Pescoço: tricotomia da nuca até a altura do mamilo.

Cirurgias do Coração e Pulmão

1. Mama: tricotomia do pescoço à cintura, axila e o braço do lado a ser operado
2. Cirurgias do coração e pulmão: tricotomizar o tórax, axilas, braço — até o cotovelo, região pubiana até o terço médio da coxa.
3. Cirurgia ginecológica: tricotomizar a região pubiana, períneo, face interna da coxa.

4. Cirurgia do reto: tricotomizar — períneo, região glútea, região pubiana.
5. Cirurgias abdominais: da cintura para baixo até a metade da coxa.
6. Cirurgia da coluna: tricotomizar as costas.

LAVAGEM INTESTINAL

É a introdução de grande quantidade de líquido no intestino através do reto. Finalidade: limpar o intestino e expulsar flatos.

Indicações

a. Aliviar distensões abdominais, flatulência e constipação.
b. No preparo de pacientes em determinadas cirurgias.
c. Preparo de raios X do trato intestinal, etc.

Soluções mais Usadas

a. Sol. vaselina — 1 litro de água morna mais 1 c.s. vaselina.
b. Soro fisiológico — a solução deve ser morna para facilitar o peristaltismo.

Material

Bandeja com:
a. irrigador ou frasco descartável;
b. cuba-rim com sonda retal;
c. gaze com vaselina;
d. oleado;
e. pedaços de papel higiênico;
f. comadre e suporte.

Técnica

1. Preparo psicológico.
2. Providenciar suporte ao lado da cama.
3. Trazer a bandeja e comadre (esta na cadeira).
4. Soltar o lençol protetor do paciente e retirar a colcha.
5. Colocar o irrigador no suporte.
6. Colocar o paciente em posição de Sims.
7. Lubrificar a sonda, afastar com o papel as nádegas e introduzir a sonda.
8. Deixar o líquido fluir.
9. Retirar a sonda com o papel.
10. Atender o paciente (banheiro ou comadre).
11. Refazer a unidade.
12. Recolher o material e lavá-lo.

Anotação: Hora — lavagem intestinal com 1 litro de. Efeito (satisfatório, não expeliu fezes, etc.)

Obs.: 1. Nunca forçar a introdução da sonda.
2. Deixar o líquido fluir normalmente.

Clister ou Enema

É a introdução de pequena quantidade de líquido no intestino.

Objetivos

a. combater dor de constipação e flatos;
b. preparar para cirurgia.

Quantidades Usadas

a. Adultos — 250 a 500ml
b. Crianças — com mais de 2 anos — 180 a 200ml
 com menos de 2 anos — 60 a 100ml

Tipos de Clister

1. Purgativo: para limpar o intestino.
2. Antisséptico: para combater infecção.
3. Carminativo: para aliviar flatulência.
4. Adstringente: para firmar tecidos, em casos de diarréia.
5. Sedativo: para aliviar dores.
6. Emoliente: para amolecer as fezes.

Lavagem Vaginal

Introdução de solução asséptica ou medicamentos na vagina.
É técnica asséptica. Indicações:
1. combater infecções;
2. prevenir aparecimento de infecções;
3. diminuir leucorréia (corrimento);
4. agir como hemostático em casos de hemorragia vaginal.

Material

Todo estéril
1. irrigador
2. cuba-rim
3. cânula vaginal
4. gaze
5. jarro estéril com água
6. luvas — comadre S/N

Técnica

1. preparo psicológico;
2. levar material;
3. soltar lençol protetor e colcha, retirando-a;
4. colocar paciente em posição ginecológica;
5. abrir bandeja;
6. irrigar com água a região genital;
7. calçar as luvas e introduzir a cânula adaptando-a ao irrigador;
8. soltar o líquido;
9. retirar a cânula;
10. secar com gazes;
11. colocar a paciente em posição normal;
12. preparar a unidade;
13. levar material, lavá-lo e guardá-lo;
14. anotar: tratamento feito e o que foi observado.

CATETERISMO VESICAL

É a retirada da urina da bexiga por meio de um cateter.

Indicações

1. em casos de retenção urinária;
2. colheita de urina asséptica para exame;
3. sonda vesical de demora — em casos de cirurgia, incontinência urinária, etc.

Tipos de sonda: Folley (de demora) e Nelaton (simples)

Técnica

É asséptica
1. pacote de cateterismo com: a. cuba-rim
                                       b. cuba redonda
                                       c. gaze
                                       d. uma seringa de 10cc e uma pinça hemostática
2. solução de PVPI
3. xilocaína-geléia
4. luvas

Técnica

1. preparo psicológico;
2. lavar as mãos;
3. abrir o pacote, colocando mercúrio na cuba redonda;
4. colocar o paciente em posição ginecológica;
5. colocar as luvas e abrir o pacote;
6. montar a pinça e fazer a antissepsia do local;

7. pegar a sonda, lubrificando a ponta da mesma;
8. introduzi-la no meato urinário;
9. com a cuba-rim, recolher a urina expelida;
10. retirar a sonda;
11. colocar o paciente na posição normal;
12. arrumar a unidade e recolher o material;
13. a sonda deve ficar em solução antisséptica;
14. Anotação: hora — cateterismo vesical. Retirados 200ml de urina de aspecto turvo e resíduos de sangue (ou aspecto normal), assinar.

SONDA VESICAL DE DEMORA

Finalidades:
1. em casos de cirurgias de períneo;
2. incontinência urinária.

Material

O mesmo que do cateterismo mais soro fisiológico ou água destilada.

Técnica

A mesma do cateterismo.
Atenção: após a introdução da sonda, colocar na seringa 10cc de soro fisiológico ou água destilada e introduzir no injetor lateral da sonda de Folley. Para retirar a sonda, retirar com a seringa o líquido que enche o balão.
A sonda deve ser trocada de oito em oito dias e o coletor de circuito fechado.

SONDA NASOGÁSTRICA

É a sonda introduzida geralmente pela narina, para atravessar a faringe, o esôfago até o estômago. Pode também ser introduzida pela boca quando há contra-indicações do uso da narina.

Tipos de Sondas

1. Fauchet.
2. Fauchet levine.

Indicações

1. lavagem gástrica;
2. drenagem;
3. alimentação.

CUIDADOS PÓS-OPERATÓRIOS

São de dois tipos:

1. Imediatos: logo após a cirurgia, período que vai do término da operação até a recuperação da consciência.

2. Convalescentes ou mediatos: vai da recuperação da consciência até a alta hospitalar.

Posições do Paciente ao Chegar a SO

a. Anestesia geral — decúbito dorsal, sem travesseiro, cabeça virada para o lado.

b. Anestesia raqui e peridural — decúbito dorsal, cabeça e pernas ligeiramente elevadas.

Cuidados de Enfermagem Imediatos

1. Receber o paciente e prontuário.
2. Verificar o local da cirurgia, se há sondas, soro, etc.
3. Verificar sinais vitais de 30' em 30', espaçando após conservação.
4. Anotar na folha única — hora — da SO com TPR e TA — condições gerais: sob a ação da anestesia ou agitado ou aparentemente calmo e assinar.
5. Observar sinais de cianose.
6. Se o paciente estiver inconsciente e apresentar secreções nasofaríngeas, aspirar pelo nariz ou boca, tendo o cuidado de não feri-lo.
7. Observar a medicação prescrita rigorosamente no horário.
8. Observar complicações como: hemorragia, choque (tremor, palidez, sudorese, febre, asfixia, hipóxia, etc.).
9. Abrir balanço hídrico S/N anotando medicação feita na SO.
10. Administrar medicação analgésica e antitérmica S/N — observando prescrição.
11. Aquecer o paciente até que volte à consciência.

Cuidados Mediatos

1. Mantê-lo limpo e confortável.
2. Mudança de decúbito, se permitida.
3. Higiene oral — banho no leito —, observar sua alimentação e dieta.
4. Estimular a tosse, ensinando-lhe como fazer.
5. Movimentação ativa e passiva, se permitida.
6. Observar eliminações e drenagens.
7. Mudança de curativo S/N se indicado.
8. Deambulação — acompanhá-lo nas primeiras caminhadas.
9. Orientá-lo quanto à alta.

Complicações Leves e Graves no Pós-operatório

Leves

1. Náuseas e vômitos causados pela anestesia.
2. Hipertermia.
3. Meteorismo ou flatulência — acúmulo anormal de gases devido à ausência de peristaltismo.
4. Retenção urinária — causada por medo, dor, infecção ou complicações.
5. Dor causada pela agressão sofrida pelo organismo.
6. Sede intensa — causada pela ação do anestésico.

Graves

1. Hemorragias externas.
2. Hemorragias internas: sintomas — queda de TA, pulso rápido e filiforme, queda de temperatura, pele fria e úmida, mucosas pálidas, poliopsia (sede).
Cuidados de Enfermagem nas hemorragias:
   a. Aquecer o paciente.
   b. Colocar o paciente em posição de Tredelenburg, se a hemorragia for abdominal e posição de Fowler se for do tórax para cima.
   c. Abrir totalmente o soro.
   d. Comunicar ao médico imediatamente.
   e. Observações precisas dos sinais vitais.

3. Choque alérgico:
Sintomas — queda de TA, pulso filiforme, respiração superficial, hipotermia, pêlo úmido, tremores (se for pirogênico, há febre).

Cuidados de Enfermagem

   a. Fechar o soro ou sangue.
   b. Aquecer o paciente.
   c. Comunicar ao médico.

4. Hipóxia: devido à diminuição da ação do sistema nervoso central pelo acúmulo de anestésico.
5. Asfixia — por secreção ou queda da língua.
6. Parada cardíaca.

Complicações Tardias

1. Pulmonares — pneumonia hipostática — por falta de movimento.
2. Edema agudo do pulmão — por excesso de hidratação.
3. Abscessos de parede — por contaminação na cirurgia.
4. Flebite — por falta de movimento ou contaminação em IV.

LAVAGEM VESICAL

Introdução de solução antisséptica na bexiga para lavá-la.

Finalidade

— Evitar infecções;
— Tratar infecções.

Soluções Usadas

a. água destilada
b. soro fisiológico
c. solução furacinada

Material

Bandeja com:
1. cuba-rim;
2. uma seringa de 20cc;
3. cálice com solução;
4. gaze.

Técnica

1. adaptar a seringa na extremidade da sonda (segurando-a com gaze) e ir injetando a solução indicada (até 200ml);
2. retirar a seringa e deixar fluir o líquido no cálice;
3. repetir a introdução do líquido, quantas vezes necessário;
4. recolher o material;
5. arrumar a unidade.

Anotação

Ex.: lavagem vesical 200ml de soro fisiológico — líquido de retorno de aspecto normal.

LAVAGEM GÁSTRICA

É a limpeza do estômago através da sonda nasogástrica.

Indicações

1. em pré-operatório de cirurgias do estômago;
2. no preparo para gastroscopia;
3. na dilatação do estômago em casos de:
a) acúmulo de alimentos em conseqüência do mau funcionamento do estômago

b) acúmulo de líquidos em gases no íleo por oclusão intestinal
4. tumor de mediastino;
5. envenenamentos;
6. estenose de esôfago;
7. varizes de esôfago;
8. úlceras gástricas.

Material

Bandeja com:
a. cuba-rim com gazes
b. jarro com solução prescrita
c. cálice graduado
d. funil ou seringa de 50cc
e. sonda indicada
f. uma pinça hemostática
g. um balde
h. vaselina ou xilocaína

Técnica

Adaptação da SNG
1. preparo psicológico;
2. levar a bandeja;
3. colocar o paciente sentado, se possível em posição de Fowler, ou com o tórax ligeiramente elevado;
4. inclinar ligeiramente sua cabeça para frente;
5. lavar as mãos;
6. pegar a sonda, mediar a distância do estômago, acrescentando mais quatro dedos e pinçá-la;
7. lubrificar e introduzi-la lentamente até o ponto indicado;
8. adaptar o funil ou a seringa (sem êmbolo) na extremidade;
9. segurar o funil ou seringa na altura da boca;
10. retirar a pinça e introduzir a solução indicada;
11. terminado o líquido, virar rapidamente o funil para o balde a fim de que se faça a sifonagem;
12. repetir quantas vezes necessário.

Retirada da Sonda

1. colocar o paciente em decúbito lateral, com a cabeça mais baixa que o corpo;
2. deixar a extremidade da sonda imersa no balde;
3. pinçar e retirar a sonda 20cm, esperar para observar se há tosse;
4. retirar o restante;
5. fazer higiene oral;
6. arrumar a unidade;
7. levar o material, lavar e guardar.

Anotação

Lavagem gástrica com 2 litros de soro fisiológico — líquido de retorno.

Adaptação da Sonda Nasogástrica

Material

Bandeja com:
1. cuba-rim com gazes
2. a sonda indicada
3. um cálice ou um frasco de soro fisiológico
4. uma seringa de 20ml
5. uma pinça hemostática
6. éter e esparadrapo

Técnica

Lavagem Gástrica
1. para introduzir, a mesma da lavagem gástrica;
2. retirar a pinça e aspirar com a seringa para verificar se a sonda está no estômago;
3. introduzir 20ml de soro fisiológico e retirá-lo por sifonagem;
4. fechar a sonda;
5. limpar a testa do paciente com gaze e éter;
6. fixar a sonda com esparadrapo.

Limpeza da sonda: feita com 50ml de soro, introduzido pela seringa e retirado por sifonagem.

Anotação

Feita limpeza da sonda nasogástrica — líquido de retorno aspecto. Assinar.

Observação

Se houver tosse, asfixia e cianose, se a sonda for para a traquéia, retirá-la imediatamente.

CIRURGIA DO TÓRAX

1. toracotomia;
2. pneumectomia;
3. cirurgia cardíaca;
4. lobectomia.

Cuidados Pós-operatórios

1. controle rigoroso de TPR e TA;
2. aspiração de secreção brônquica, enquanto o paciente estiver inconsciente;
3. logo que ele recobrar a consciência, se não houver sinais de choque, colocá-lo na posição de Fowler;
4. higiene rigorosa da boca e narinas;
5. balanço hídrico rigoroso;
6. manter em funcionamento o dreno de tórax;
7. medicação no horário prescrito.

Dreno de Tórax

Finalidades: permitir a saída de ar e líquidos da cavidade torácica.

Cuidados de Enfermagem com o Dreno

1. conservar os tubos desobstruídos;
2. conservar o vidro sempre baixo;
3. verificar se a drenagem está sendo feita, fazendo o paciente tossir, o que resultará no aparecimento de bolhas de ar no líquido de drenagem;
4. medir a quantidade e o aspecto do líquido drenado, trocando o frasco com rigorosa técnica asséptica, de 12/12 horas;
5. sempre que for manusear o frasco de drenagem, para limpeza ou transporte do paciente, pinçar o dreno;
6. fazer anotação da troca ou limpeza do frasco ou do líquido de drenagem.

Nota: o vidro do dreno é estéril, deve vir com soro fisiológico ou água destilada com a indicação da quantidade, observando se o dreno está mergulhado no líquido (seio d'água).

CIRURGIA CARDÍACA

Pós-operatório Imediato

1. receber o paciente e colocá-lo em decúbito dorsal, posição horizontal;
2. observar tubos e drenos conectando-os adequadamente;
3. providenciar contenções dos membros superiores pelos pulsos; S/N;
4. providenciar material para a monitorização;
5. verificar sinais vitais, diurese e drenagem horárias, anotando-as imediatamente;
6. observar o nível de consciência do paciente;
7. manter as vias aéreas superiores desobstruídas, aspirando de 2/2 horas;
8. observar sangramentos nas feridas operatórias;
9. manter os cuidados básicos de higiene;
10. auxiliar o médico no que foi solicitado, providenciando medicação e material necessário;
11. manter as anotações de observações rigorosamente completas.

Pós-operatório Mediato

1. observar e administrar a dieta logo que for autorizada;
2. sentar o paciente com as pernas para fora da cama três vezes ao dia;
3. iniciar exercícios respiratórios logo que autorizado;
4. nebulização por 10 minutos de 2/2 horas;
5. umidificação permanente do oxigênio;
6. tapotagem e preparo psicológico intenso para induzi-lo a tosse;
7. exercícios respiratórios;
8. posição do paciente: Fowler;
9. verificar sinais vitais de 2/2 horas;
10. balanço hídrico rigoroso;
11. observação das drenagens e anotações precisas;
12. retirar o cateter vesical logo que indicado;
13. observar e anotar características da diurese espontânea;
14. observar os curativos;
15. observar a aceitação da dieta;
16. administrar a medicação prescrita rigorosamente no horário;
17. manter os cuidados higiênicos;
18. dar apoio psicológico constante;
19. avisar ao médico qualquer anormalidade no estado geral do paciente.

EMERGÊNCIAS CARDÍACAS

Fibrilação Ventricular. Atividade elétrica e mecânica descoordenada do miocárdio ventricular.
Parada Cardíaca. Cessação súbita dos batimentos cardíacos.

Medicações mais Usadas nas Paradas Cardíacas

— Adrenalina: aumenta a excitabilidade do músculo cardíaco. Pode ser administrada por via endovenosa ou intracardíaca.
— Xilocaína: age como condutor de estímulos para o miocárdio.
— Gluconato de cálcio: melhora a tonicidade do miocárdio.
— Atropina: induz o aumento da freqüência cardíaca.
— Bicarbonato de sódio: evita acidose metabólica.

O Papel dos Auxiliares nas Paradas Cardíacas

Parada cardíaca é uma emergência e, como tal, necessita de cuidados rápidos e eficientes. O auxiliar deve providenciar todo o material pedido, ficar atento, solícito, calmo e quieto, observando todos os movimentos médicos, para que possa agir corretamente no que for solicitado. Procurar manter sempre a medicação e o material de urgência completos, incluindo a revisão periódica do desfibrilador.

Terminando o atendimento, anotar o material usado, limpar a unidade e repor a carga de urgência imediatamente.

Outras Cirurgias

Ginecológicas: pode haver:

1. tamponamento vaginal: será retirado, obedecida a ordem médica.

Material

a. cuba-rim;
b. uma pinça hemostática;
c. um par de luvas;
d. comadre S/N.

Técnica

1. colocar a paciente em posição ginecológica, na comadre, se estiver na cama;
2. calçar a luva;
3. com a pinça, fixar a ponta do tampão e puxá-lo lentamente;
4. providenciar lavagem externa.

Anotação

Retirado tampão vaginal — sem anormalidade aparente ou qualquer ocorrência observada.

Cirurgia do Intestino Grosso

Às vezes há necessidade de colostomia — abertura do colo intestinal para expulsão de fezes ou líquidos.

Cuidados com a Colostomia

1. mudar a bolsa de colostomia, sempre que necessário;
2. a técnica é a mesma do curativo;
3. anotar a quantidade e o aspecto do conteúdo da bolsa.

Atenção

Todo e qualquer dreno merece cuidado especial e a substância drenada deve ser medida e anotada.

4. Noções de Enfermagem Materno-Infantil

OBSTETRÍCIA

É a parte da medicina que estuda os fenômenos da reprodução da mulher. Abrange a gestação, parto e puerpério, investigando-lhes a fisiologia, a patologia e acidentes, ditando regras de sua existência em condições normais e anômalas. Para compreender melhor a gravidez, seu desenvolvimento e conseqüência normal, é preciso recordar a anatomia dos órgãos reprodutores femininos. Órgãos reprodutores femininos estão divididos em dois grupos: internos e externos.

Genitália externa feminina — como um conjunto, é chamada comumente de vulva. A vulva inclui todos os órgãos situados entre as coxas, visíveis internamente. São eles:

- *Monte de Vênus* — constitui a parte superior da vulva. Formada por tecido adiposo e conjuntivo, com muitas glândulas sebáceas, reveste a sínfise pubiana e os ossos púbicos adjacentes. Após a puberdade, é recoberta por pêlos.
- *Grandes lábios* — duas pregas de tecido adiposo e conjuntivo cobertas por pele que formam os limites laterais da vulva. Após a puberdade são recobertos por pêlos.
- *Pequenos lábios* — são duas finas dobras cutâneas situadas entre os grandes lábios e paralelos a eles. Contêm numerosas glândulas sebáceas, são úmidos, não são recobertos de pêlos e a presença de terminações nervosas lhes dá uma grande sensibilidade.
- *Clitóris* — é um corpúsculo cilíndrico localizado na parte superior da vulva, na região em que os pequenos lábios se juntam. É o homólogo ao pênis: composto por tecido erétil, contém vasos e nervos, sendo extremamente sensível.
- *Vestíbulo* — é a área triangular que se torna visível quando se afastam os pequenos lábios e o clitóris. O orifício do meato uretral, a vagina e as glândulas de Bartholin estão localizadas no vestíbulo.
- *Orifício vaginal e hímen* — o orifício vaginal está na porção inferior do vestíbulo. É parcialmente coberto pelo hímen, um tecido membranoso que varia de tamanho e espessura com as várias mulheres.

- *Glândulas de Bartholin* — as maiores das glândulas vulvovaginais, são secretoras de muco. A secreção mucosa dessas glândulas mantém a superfície interna dos lábios úmida e promove a lubrificação do orifício e do canal vaginal, principalmente durante o coito.
- *Diafragma pélvico* — composto por dois pares de músculos que se estendem ao longo da parte mais baixa da cavidade pélvica como uma rede. Serve como sustentação para órgãos abdominais e pélvicos.
- *Períneo* — é a área situada entre as coxas, que se estende desde a região púbica até o cóccix e está situado, superficialmente, abaixo do diafragma pélvico.

Órgãos Reprodutores Femininos Internos

- *Útero* — é uma estrutura muscular com uma cavidade, onde o feto se desenvolve e a menstruação ocorre. Com o tamanho e a forma aproximada de uma pêra invertida (7,5cm), o útero está na cavidade pélvica entre a bexiga e o reto.

O útero é composto de duas partes:

a. Corpo — porção superior à parte arredondada, acima das trompas de Falópio. Recebeu o nome de fundo uterino e a parte do corpo que se insere na parte interior (colo) chama-se istmo.

O corpo do útero é uma massa firme, formada de fibras musculares elásticas, muitas terminações nervosas e vasos sangüíneos. Tem três camadas:

— parimétrio — a serosa.
— miométrio — a muscular.
— endométrio — a mucosa.

b. Cérvix ou colo — é a menor parte do útero e sua metade se projeta para dentro da vagina.

- *Mamas* — (glândulas mamárias) — acessórias aos órgãos de reprodução, as glândulas mamárias são responsáveis pela elaboração do leite. Encontram-se nos dois sexos. Atrofiadas no homem, na mulher estão situadas sob o tecido conjuntivo subcutâneo da região ântero-lateral do tórax. Antes da puberdade, são muito reduzidas, crescendo à medida que se completa o desenvolvimento dos órgãos genitais, aumentando durante a gravidez, principalmente depois do parto, atrofiando-se na idade avançada.
- *Vagina* — é um canal músculo-membranoso que se estende desde a parte inferior da vulva até o colo uterino. Serve como órgão de copulação e como passagem para o fluxo menstrual e para o feto durante o parto. Não existem glândulas na vagina. A pequena quantidade de secreção esbranquiçada nela presente é originária das células epiteliais, das glândulas secretoras de muco do cérvix e das bactérias que normalmente habitam a vagina. Essa secreção vaginal normalmente é ácida.
- *Trompas de Falópio* — são dois delgados tubos musculares que se dirigem, um de cada lado da cavidade superior uterina, para os ovários. Servem de passagem para os óvulos alcançarem o útero.
- *Ovários* — as glândulas sexuais da mulher (*gônadas*), são dois órgãos pequenos, ovais, achatados, localizados um de cada lado do útero.

Os ovários têm duas funções:
a. produzem, amadurecem e expulsam os óvulos;
b. produzem dois hormônios: o *estrogênio* e a *progesterona*.

GESTAÇÃO

Período que vai da concepção até a expulsão do feto. O período de gestação é de nove meses solares, 10 meses lunares, 37 semanas ou 280 dias.

SINAIS E SINTOMAS DA GRAVIDEZ

Tradicionalmente eles são classificados em três:

a. Sinais presumíveis — são eles:
— cessação da menstruação;
— alterações nas mamas;
— náuseas e vômitos;
— sonolência;
— aumento da coloração das áreas pigmentadas da pele.

b. Sinais de probabilidade
São descobertos principalmente pelo médico ou pelo enfermeiro após exame cuidadoso:
— aumento do abdômen;
— alterações uterinas;
— palpação do contorno do feto.

c. Sinais de certeza (positivos)
— ausculta e contagem dos batimentos cardíacos fetais (BCF);
— presença de movimentos fetais ativos;
— visualização do contorno do esqueleto fetal por raios X ou ultra-som.

PRÉ-NATAL

Período que vai do início da gravidez até o parto. Logo que a mulher suspeite estar grávida, deve procurar o médico, iniciando um período de assistência para ela e seu filho.

Durante as consultas ela colherá as informações que desejar e será orientada sobre todo o desenvolvimento de sua gravidez.

Na primeira consulta são feitas:
— Anamnese — a mais importante coleta de dados da gestante.
Nessa anamnese vamos encontrar:
a. história menstrual;
b. história obstétrica;
c. história patológica pregressa;
d. história pessoal/social.
— Exame físico completo — por um médico ou enfermeiro especializados.
— Exames laboratoriais — são pedidos todos os exames de rotina.
— Avaliação final — é colocada na ficha da gestante.

Durante as consultas do pré-natal o auxiliar de enfermagem deve procurar estar sempre atento, solícito e inteirado do estado de cada gestante. Ao introduzi-la para a sala vai:
— registrar a consulta da gestante;
— verificar sinais vitais e anotar;
— pesar e anotar;
— indicar-lhe o sanitário orientando-a para esvaziar a bexiga;
— colher amostra de urina S/N.
— colocá-la na mesa de exame, cobrindo-a e expondo o abdômen;
— auxiliar o médico ou enfermeiro dando-lhe o material necessário: fita métrica, estetoscópio de Pinard, etc.
— se necessário, colocá-la em posição ginecológica e providenciar material para esse exame;
— ao terminar, auxiliá-la a recompor-se;
— marcar a nova visita;
— arrumar a sala, lavar e guardar o material.

Durante o pré-natal, o auxiliar deverá participar de todas as programações da equipe de saúde, como campanhas educativas sobre alimentação, amamentação, etc.

PRÉ-PARTO

É o período que vai do início do trabalho de parto até o período expulsivo.

SINTOMAS

— contrações uterinas regulares, ritmadas, cujo intervalo vai diminuindo com a aproximação do parto;
— perda do tampão mucoso — muco localizado no colo uterino que tem a finalidade de impedir ou dificultar a penetração de germes patogênicos;
— rotura da bolsa d'água — há ocasiões em que a bolsa d'água não se rompe espontaneamente, sendo a rotura feita então com um ramo de pinça. Esta rotura pode também ocorrer por ocasião do toque vaginal.

A admissão da gestante — normalmente a gestante procura o hospital quando tem início o trabalho de parto. Será então encaminhada para exame. Ao recebê-la, o auxiliar deve lembrar-se sempre que ela está insegura, medrosa, preocupada com a sua vida e a do filho. Todo o apoio psicológico deve ser dado nesse momento. Com muito carinho, providenciará todo o material necessário para que o médico examine a gestante, com a mesma rotina do pré-natal.

Se houver indicação de internação, o auxiliar deve providenciar:
— tricotomia das regiões genital e perianal;
— enema de rotina do hospital;
— verificar sinais vitais;
— indicar um banho S/N;
— vestir-lhe a roupa própria do pré-parto;
— preencher o prontuário e encaminhá-la ao pré-parto.

Pré-parto — período que vai do início do trabalho de parto até o início do período expulsivo.

A sala do pré-parto é o local destinado à parturiente. Neste local ela permanece durante o trabalho de parto até o início do período expulsivo, quando é encaminhada à sala de parto ou ao centro obstétrico, caso não tenha havido evolução normal do trabalho de parto ou haja suspeita de *distócias*.

Durante esse período o auxiliar permanecerá atento e solícito procurando atender a parturiente em todas as suas necessidades.

É comum que algumas parturientes mostrem-se nervosas e agressivas, por isso, o pré-parto deve ser um local de muita calma.

CUIDADOS DE ENFERMAGEM ESPECÍFICOS

— controle das contrações uterinas — observar se está havendo hipertonia ou hipersistolia; nesses casos, comunicar ao médico;
— ausculta cardiofetal — BCF (batimentos normais 120 a 160p/m);
— observar perda sangüínea acentuada;
— controle de sinais vitais;
— controlar rigorosamente o gotejamento do soro (caso esteja sendo feita indução do parto com ocitócicos);
— proporcionar conforto físico e psicológico à parturiente;
— encaminhá-la à sala de parto ou ao centro obstétrico, quando indicado.

PARTO

Parto é a expulsão ou extração do feto e seus anexos do organismo materno.
Segundo a época em que ocorre, o parto pode ser:
— *abortivo* — quando se verifica antes de atingir a viabilidade fetal;
— *prematuro* — quando se processa entre a 28ª e a 36ª semana de gestação;
— *a termo* — quando se efetua da 37ª a 38ª semana da gestação;
— *serotino* — quando a gravidez já ultrapassou os 285 dias.
Conforme o encaminhamento, o parto será:
— *espontâneo* — quando se processa naturalmente;
— *induzido* — quando se processa com auxílio de medicamentos (ocitócicos);
— *operatório* — quando se dá através de ato cirúrgico: cesariana, fórceps, vácuo-extrator.
De acordo com a evolução enquadra-se em dois grupos:
— *eutócico* — quando evolui dentro dos preceitos fisiológicos, podendo ser espontâneo ou induzido;
— *distócico* — quando envolve desvios da normalidade em relação ao feto ou à pelve materna.
Na dependência do número de fetos o parto será:
— *único ou singelo;*
— *múltiplo* — (duplo ou gemelar, triplo, etc.).
Classificação da parturiente quanto ao número de filhos:
— *primípara* — a mulher que está tendo seu primeiro parto de concepto visível;
— *secundípara* — a mulher que se encontra parindo pela segunda vez;

— *multípara* — quando da terceira ou mais vezes;
— *grande multípara* — a mulher que está parindo pela quinta ou mais vezes;
— *primípara precoce* — antes dos 16 anos;
— *primípara idosa* — depois dos 30 anos.

MORFOLOGIA DO FETO

Como fator de parto o feto divide-se em duas regiões:
— a cabeça ou segmento cefálico;
— o tronco.
Considerando como ovóide, cumpre distinguir dois planos, o cefálico e o pélvico.

RELAÇÕES EXTRÍNSECAS E INTRÍNSECAS DO FETO

— *Atitude* — é a relação mantida entre si pelas diferentes partes do corpo fetal no interior do útero.
— *Situação* — é a relação mantida entre o maior eixo ovóide fetal e as dimensões do útero. O maior eixo fetal é o eixo céfalo-podálico.
— *Posição* — é a relação existente entre os pontos de referências de apresentações e os pontos de referências da pelve materna.
— *Apresentação* — é a parte fetal que se encontra em relação com o estreito superior. São as seguintes as apresentações:
— cefálica;
— pélvica;
— transversa.

O trabalho de parto — sob o ponto de vista mecânico, o parto compõe-se de uma força que impele um objeto móvel, de forma e dimensões determinadas. São três os fatores do parto:
— a *força* — representada pela atividade contrátil do útero, complementada no estágio final pela contração muscular abdome diafragmático.
— o *trajeto* — em que podemos distinguir o canal do parto ou trajeto mole, a bacia ou trajeto duro.
— o *objeto* — constituído pelo feto e seus anexos.

ETAPAS DO TRABALHO DE PARTO

O processo de trabalho é dividido em três períodos ou etapas:
— *etapa de dilatação* — começa com o início das contrações regulares, perda do tampão mucoso, podendo haver ruptura da bolsa d'água, terminando com a dilatação completa do colo uterino;
— *etapa expulsiva* — começa com a dilatação completa do colo e termina com a saída completa da criança;
— *etapa placentária* — começa imediatamente após a criança nascer e termina quando a placenta é liberada.

SALA DE PARTO

É o local destinado à parturiente em início do período expulsivo. A sala de parto deve estar constantemente limpa, completa e preparada para receber parturientes durante as 24 horas.

Material que deve haver na sala de parto:
— mesa de parto;
— banco para o obstetra;
— foco de luz;
— baldes, quantos necessários;
— suporte para soro;
— mesa para instrumental;
— vidros com: diversas soluções necessárias e bolas de algodão;
— regular quantidade de gaze esterilizada;
— recipiente com tesouras reta e curva para o parto;
— caixa com instrumental para o parto;
— material para infiltração;
— pacotes de tamponamentos;
— luvas esterilizadas;
— esparadrapo e tesoura;
— aparelho de pressão e termômetro;
— medicação específica para obstetrícia;
— fios para sutura;
— caixa com instrumental para revisão de colo;
— pacote com roupas esterilizadas para o parto;
— sondas diversas: vesical, nasogástrica, etc.
— caixa de medicação de urgência;
— material para o bebê;
— ressuscitador;
— braçadeiras;
— fio ou borracha para ligadura do coto umbilical;
— cateter nasal;
— solução para credê.

Cuidados de Enfermagem na Sala de Parto

— verificar se o material está devidamente preparado e completo;
— colocar a parturiente em posição ginecológica;
— auxiliar o médico ou o enfermeiro durante o parto, estando sempre atento às suas solicitações;
— receber o recém-nato e prestar-lhe os cuidados imediatos;
— encaminhar o RN ao berçário, tendo antes o cuidado de mostrá-lo à mãe;
— prestar os cuidados de rotina à puérpera: medicação prescrita, sinais vitais, verificação da presença do globo de segurança e lavagem externa;
— encaminhá-la ao puerpério;
— fazer as anotações registrando:
- as condições do parto: normal, a fórceps, etc.
- o sexo do feto;

- as condições do feto: se chorou forte ou fraco, se apresenta lesões ou vícios de conformação externa;
- a hora em que se deu o delivramento — se foi normal ou extraído;
— cuidar do material utilizado;
— limpar, completar e arrumar a unidade.

Exemplo de anotação: deu à luz um feto de cor branca, sexo feminino, sem lesões nem vícios de conformação externa, que chorou forte ao nascer. Placenta e anexos expelidos normalmente.

Aux. Maria

PUERPÉRIO

É o período que se estende do pós-parto até a involução e recuperação da genitália materna. Este período varia de seis a oito semanas, 45 dias.

O puerpério está dividido em:
- *Puerpério imediato* — do primeiro ao 10º dia — nele prevalecem os fenômenos catabólicos e involutivos das estruturas hipertrofiadas da prenhez.
- *Puerpério tardio* — do 10º ao 45º dia — é o período de transição, quando toma impulso a recuperação genital. Neste período todas as funções orgânicas começam a ser influenciadas pela lactação.
- *Puerpério remoto* — além do 45º dia — nas mulheres que não amamentam, é breve: é o retorno da menstruação. Nas lactentes, é comum haver amenorréia.

Patologias Encontradas no Puerpério

— Hemorragias por restos placentários.
— Patologias mamárias — como mastite.
— Infecções puerperais — salpingite, peritonite, etc.
— Problemas psiquiátricos — como psicose puerperal.

A importância da patologia puerperal está no fato de que a maioria delas pode ser evitada através de um pré-natal bem-feito, uma boa assistência na sala de parto e no puerpério.

Durante o processamento da involução e regeneração da ferida placentária, a mulher elimina uma secreção chamada lóquios.

Nos primeiros três a quatro dias, os lóquios são sangüíneos, depois tornam-se sorossangüíneos de coloração acastanhada, e, finalmente, adquirem uma cor esbranquiçada: lóquios serosos.

Cuidados de Enfermagem no Puerpério

— receber a puérpera na unidade dando-lhe apoio e atenção;
— verificar os sinais vitais e observar o aspecto geral da paciente;
— fazer sua admissão no relatório e no prontuário;
— observar com freqüência o curativo da puérpera cesareada para surpreender hemorragia ou formação de hematoma, chamando o médico caso seja observada uma dessas anormalidades;

- observar a perda sangüínea;
- observar o aspecto dos lóquios;
- fazer o curativo da epsiotomia, após lavagem asséptica;
- cuidados higiênicos de rotina: banho no leito S/N, higiene oral;
- acompanhar a puérpera na primeira deambulação, para evitar que a mesma caia, conseqüência de lipotimia;
- orientá-la para que proceda sua lavagem externa e curativo da epsiotomia, após micção ou evacuação;
- observar as eliminações — nas primeiras 24 horas, a micção deve ser vigiada rigorosamente. Devem ser utilizados todos os meios para que ela se faça espontaneamente. Caso isso não ocorra, o médico será avisado e a bexiga será esvaziada de seis em seis horas até que funcione normalmente;
- observar a alimentação — a puérpera normal não requer nenhuma dieta;
- orientar a puérpera quanto:
  - aos cuidados higiênicos com as mamas antes e após cada mamada
  - à massagem dos mamilos com creme emoliente para evitar fissuras que predispõem às mastites
  - à maneira correta de amamentar a criança
  - ao uso do porta-seios obrigatório
  - aos cuidados com o bebê — higiênicos, dietéticos e profiláticos
- na ocasião da alta, recapitular os pontos básicos, principalmente no que se refere aos cuidados higiênicos corporais, alimentares e cuidados com o bebê.

NOÇÕES DE ENFERMAGEM EM NEONATOLOGIA

Para cuidar corretamente do recém-nascido, o auxiliar deve conhecer o mínimo de sua anatomofisiologia.

Características do Recém-Nascido a Termo

- *Função cardiorrespiratória* — pulmão do feto produz, durante a última metade de vida intra-uterina, uma razoável quantidade de fluido especial. Esta secreção é produzida continuamente e preenche o pulmão, expandindo parcialmente o espaço aéreo. Parte desse fluido passa para o líquido amniótico e parte é engolida. Cerca de 80 a 110ml do fluido acha-se presente nas vias aéreas superiores de um feto a termo, normal ao nascer. Este fluido deve ser removido para permitir o movimento de entrada e saída de ar nos pulmões. A freqüência respiratória média é de 40 por minuto e ele respira poucos segundos após o nascimento.

A freqüência cardíaca do bebê é de 110 a 160min.

- *Pele* — o RN normal é rosado e tem a pele recoberta por uma crosta sebácea: a vérnix cascosa, mais intensa na cabeça e nas articulações.

A vérnix caseosa é absorvida, retirada com o atrito das roupas ou pode ressecar e soltar-se no primeiro dia.

A lanugem, um revestimento de pequenos pêlos que começa a desenvolver-se no feto durante o quarto mês, e a desaparecer após o oitavo mês lunar de vida intra-uterina, pode estar ainda presente no RN especialmente sobre os ombros, costas, lóbulos da orelha e testa. A maior parte de lanugem desaparece na primeira semana de vida extra-uterina.

Podemos encontrar ainda *milius,* manchas brancas do tamanho de cabeças de alfinete, sob a epiderme, observadas sobre o nariz e o queixo, durante as duas semanas iniciais de vida.

A pele do neonato é muito sensível e delicada.

As unhas das mãos e dos pés são bem desenvolvidas.

— *Temperatura*— em condições normais, a temperatura do feto é 0,5°C superior à da mãe. Ao nascer ele perde calor corporal por evaporação do líquido amniótico. A temperatura baixa dos centros obstétricos e salas de parto indica um aquecimento eficiente do RN, porque sua temperatura cai rapidamente.

— Peso — o peso médio de nascimento de um bebê é de 3.400g. Após 38 semanas de gestação, os bebês masculinos são maiores que os femininos, pesando em média 200g a mais. Durante os primeiros dias de vida, os bebês perdem peso, cerca de 5% a 10% do peso do nascimento.

— *Comprimento* — feminino: 50cm; masculino: 52cm.

Cuidados Imediatos com o Recém-nato

— Receber o bebê em campo esterilizado, segurando com uma das mãos pelos pés, em drenagem postural, levando-o para o local onde vai ser atendido.
— Desobstrução das vias aéreas superiores — em drenagem postural introduzir o cateter na boca, abrir o aspirador (4Hg/min) e aspirar lentamente retirando toda a secreção ali existente. Repetir o movimento nas narinas, não aprofundando muito o cateter.

RN normal, usar sonda n° 6. Nos prematuros, sonda n° 4.

— Oxigenoterapia (4l/min).
— Onfalotomia e ligadura do cordão.
— Identificação — nos hospitais onde se faz a dermografia, a impressão digital da mãe será tirada antes do nascimento do bebê e preenchida adequadamente a ficha. Logo depois de liberado o RN, sua impressão plantar será gravada na folha dermográfica, para inteira segurança de identificação. Uma pulseira contendo os dados maternos será então colocada no tornozelo ou no pulso do bebê, o que será feito com muito critério.
— Credeização — nos RN nascidos de parto normal, será instilada nos olhos uma gota de solução de nitrato de prata 1%. Nos de sexo feminino, deve-se instilar a mesma solução na vulva.

Cuidados Mediatos com o RN

— Aplicação de medicação anti-hemorrágica — 0,5mg ou 1mg, IM.
— Peso e mensuração.
— Curativo do coto umbilical.
— Temperatura rctal.
— Limpeza com a solução de rotina, tendo o cuidado de não retirar o vérnix caseoso.
— Vestir o RN de acordo com a temperatura ambiente.
— Colocá-lo em berço aquecido, em drenagem postural por duas horas.
— Observar as primeiras eliminações: urina e mecônio.

— Controlar: freqüência cardíaca, freqüência respiratória e temperatura.
— Observar o curativo do coto umbilical para prevenir sangramentos.
— Retirado o RN da observação, trocar toda sua roupa, para que possa observar qualquer anormalidade. Colocado em berço comum, sua alimentação vai seguir a orientação médica.

É bom não esquecer que os pais sempre se mostram aflitos para observar o filho de perto. Logo que autorizado pelo médico, o bebê será levado para que a família o conheça e o examine. As recomendações sobre a lavagem das mãos quando se manuseia o RN são sempre feitas à família.

Alimentação do Recém-nascido

No começo do período neonatal, o alimento serve às necessidades nutricionais e energéticas e ao início de um desenvolvimento sadio da personalidade.

Através da alimentação, o bebê forma a base para sua primeira relação humana, primeira exploração do ambiente e cumpre seu primeiro trabalho.

A enfermagem tem um papel muito importante na amamentação. Deve preparar a mãe para essa tarefa, explicando-lhe todas as vantagens da amamentação. Quando o bebê for levado para mamar, toda a assistência será dada para que a relação mãe-filho seja agradável e a amamentação um fato consumado.

Observar:
— Posição confortável para a mãe.
— Limpeza dos seios antes da amamentação.
— Adequação do bebê ao colo e ao seio.
— Tempo de mamada — em média: 15min.
— Os horários de mamada seguem ordem médica.
— A glicose ou água oferecidas nos intervalos das mamadas deverão seguir a orientação médica.

INCUBADORA

A incubadora é utilizada para controlar a temperatura, a umidade do ar, o oxigênio, se necessário, e para facilitar a observação do bebê.

Quando um parto prematuro é antecipado, a incubadora deve ser aquecida com antecedência.

Antes de usar a incubadora, é necessário observar:
— se está limpa e sofreu desinfecção recente;
— se está funcionando;
— o que vai ser necessário: oxigênio, umidade, etc.;
— *Calor* — o meio ambiente da incubadora deve permitir que o bebê possa manter, sem esforço, uma temperatura axilar de 36,4°C a 36,7°C ou uma temperatura retal de 36,7°C a 37°C. A temperatura da incubadora em média é de 35,6°C.
— *Umidade* — uma umidade relativa do ar reduz a perda de calor corporal por evaporação, e pode ser aconselhável, por um curto período de tempo. O uso de um nebulizador na incubadora, para manter uma umidade alta por um longo espaço de tempo, é desaconselhável. A umidade elevada aumenta o risco de infecção, já que a umidade proporciona o desenvolvimento de bactérias que podem ser patogênicas.

— *Oxigênio* — só será usado com indicação médica e o fluxo prescrito rigorosamente controlado, já que oxigênio concentrado é altamente prejudicial ao bebê.

Antes de abrir a incubadora para manusear o bebê, lavar cuidadosamente as mãos.

Prematuros:

Segundo a definição corrente, a criança prematura é aquela que nasce antes de completar a 38ª semana de gestação, independente de peso ao nascer.

Características Anatômicas do Prematuro

1. *Pele* — textura lisa, cor rosa uniforme, veias e tributárias visíveis.
2. *Pregas plantares* — marcas vermelhas perceptíveis da metade anterior da sola. Não possui as pregas plantares para impressão.
3. *Forma da orelha* — curvatura somente na ponta do pavilhão auricular. Pavilhão auricular macio, facilmente dobrável, com dificuldade para retorno.
4. *Genitália* — masculina: é comum ausência de um testículo no croto. feminina: lábios maiores encobrindo lábios menores.
5. *Tamanho do peito* — pouca formação de tecido, mamilos bem definidos, auréolas achatadas.
6. *Costas* — ausência de lanugos.

Assistência de Enfermagem aos Prematuros Sadios

Como é impossível avaliar as condições respiratórias logo após o nascimento, o prematuro, após os cuidados imediatos, será levado para o berçário de observações, onde sua evolução determinará os procedimentos a serem seguidos.

Problemas mais comuns em prematuros:

1. *Alimentação* — como eles não possuem o reflexo de sucção e deglutição desenvolvido, são geralmente alimentados através do cateter. É necessário que o responsável por essa alimentação observe rigorosamente as prescrições médicas neste sentido e que tenha o cuidado de verificar sempre que o cateter permaneça no estômago devidamente limpo.

2. *Controle de evacuações* — quanto à natureza e ao número, anotando, não se esquecendo de observar as anormalidades como presença de muco, sangue e distensão abdominal. Quaisquer anormalidades nesse sentido devem ser comunicadas ao pediatra.

3. *Controle de temperatura* — muito importante mantê-la entre 36° e 37°C. Os meios usados para isso serão indicados pelo médico.

4. observar sinais de *icterícia* que pode significar hiperbilirrubinemia. O grau desta icterícia é muito importante porque é comum o prematuro apresentar imaturidade hepática.

5. *Infecção* — qualquer que seja ela, como uma simples infecção ocular, deve ser considerada como grave, pois o prematuro não tem sistema de defesa e isso pode evoluir para uma septicemia. Todos os cuidados e as técnicas indicados serão usados no sentido de resguardar o prematuro de uma infecção.

Não se esquecer que as mãos são sempre veículos de contaminação. Deverão ser lavadas a cada manuseio, usando a técnica de degermação.

6. *Problemas respiratórios* — qualquer anormalidade respiratória, como bradipnéia, deve ser anotada rigorosamente no horário. As evoluções desse quadro são sempre graves. Para prevenir apnéia, muitos prematuros precisam de oxigênio em baixa percentagem, 23% a 24%.

7. *Balanço hídrico* — deve ser rigoroso e o volume introduzido por via parenteral anotado e controlado horário e gotejamento. É preciso não esquecer que prematuros podem ser facilmente hidratados em excesso.

Obs.: os prematuros com complicações mais intensas são encaminhados para UTI neonatal.

Alojamento Conjunto

É o tipo de acomodação em que os bebês ficam juntos das mães, num arranjo físico, leito-mãe-berço-filho.

Esse plano oferece muitas vantagens:

a. contato prolongado e estreito mãe-bebê;

b. possibilita visitas mais freqüentes do pai, o que levará à sua maior participação na vida do bebê;

c. oportunidade para desenvolver a segurança materna quanto à perfeição de seu filho;

d. a grande vantagem do conhecimento individualizado do bebê pela mãe;

e. aprendizado materno dos cuidados básicos com o recém-nato, administrados pelo enfermeiro.

Ao nascerem, os bebês serão levados para o berçário de observação e mantidos no berço aquecido e só serão levados ao alojamento conjunto, quando prescritos pelo médico.

As mães cesariadas serão auxiliadas pela enfermagem e seus bebês mais observados até 12 horas após o nascimento.

Os hospitais que não têm possibilidade de oferecer alojamento conjunto devem ter seu corpo de enfermagem orientado para suprir a ausência da mãe no berçário.

Os bebês devem ser levados mais amiúde às mães e todo o estímulo deve ser dado para que haja um contato maior entre mãe e filho.

Fototerapia

É o tratamento com lâmpada fria que vai atuar no tecido subcutâneo eliminando elementos anormais (desdobrar a bilirrubina não absorvível em absorvível). A finalidade não é o aquecimento.

Cuidados de Enfermagem

1. Verificar a prescrição médica para evitar enganos.
2. Observar a distância entre a criança e a lâmpada: 40cm, no mínimo.
3. Lavar as mãos antes de manusear o bebê.
4. Verificar o aparelho para ver se todas as lâmpadas estão funcionando.

5. Despir a criança completamente.
6. Proteger-lhe a genitália.
7. Proteger-lhe os olhos com óculos de papel (para evitar ulcerações de córnea).
8. Colocar o termômetro dentro do berço para avaliar o grau de aquecimento.
9. Anotar a hora que iniciou o tratamento.
10. Fazer mudança de decúbito de 3/3h.
11. Oferecer líquido no intervalo das mamadas.
12. Observar a diurese.
13. Observar a evolução ou regressão da icterícia.
14. Manter o aparelho sempre limpo.
15. Anotar a data, a hora do término do tratamento e as condições da criança.

ENFERMAGEM NA PEDIATRIA

Considerações Gerais

A pediatria é um ramo da medicina que trata dos cuidados a dispensar às crianças e o tratamento e prevenções das doenças da infância.

A aplicação do tratamento e os cuidados dispensados às crianças caberão à enfermeira pediátrica que passará o tempo integral com elas. A enfermeira deverá dar apoio psicológico, explicando o que for possível para a criança, pois esta além de não ter capacidade de entender o que está sendo feito, está muitas vezes longe de seus familiares e privada de fazer o que gosta.

Quanto à enfermaria, esta será dividida por idade e cada enfermeira pediátrica cuidará de 15 a 20 crianças — um auxiliar, oito crianças. Na enfermaria serão admitidas crianças desde seu nascimento até a puberdade.

Classificação das Idades das Crianças

O ser humano a partir do nascimento atravessa uma etapa de anabolismo superior ao catabolismo e depois prevalece a função dos tecidos e acumulação de reservas e energias.

A função reprodução se estabelece na época da puberdade e desenvolve-se plenamente na época da adolescência.

Primeira Infância

— 0 a 30 dias — Neonato
— 2 a 11 meses — Lactente
— 1 a 3 anos — Infante

Segunda Infância

— 4 a 6 anos — Pré-escolar

Terceira Infância

— 7 a 13 anos — Escolar
— 12 a 14 anos — Puberdade

Adolescência

— 15 a 18 anos

CRESCIMENTO E DESENVOLVIMENTO

A evolução normal do organismo infantil compreende:
— *Crescimento* — é a transformação contínua que sofre o corpo da criança em conjunto e em cada uma de suas partes para se tornar adulto.
— *Altura*
— *Corpo* — superfície corporal.
— *Desenvolvimento* — é o processo de aperfeiçoamento das funções celulares e funções psíquico-motoras da criança.
— *Peso corporal* — medição da massa corporal.

Uma criança normal nasce com peso entre 2.880g a 3.500g. O recém-nascido apresenta perda de peso ao terceiro dia (10%). Essa perda ponderal, porém, é fisiológica devendo-se à evacuação do conteúdo intestinal, ao esvaziamento da bexiga, à perda d'água através da pele e dos pulmões, a excessos de alimentos, etc. Esses 10% são recuperados ao fim de 10 dias, começando o peso a aumentar gradualmente. Na criança normal o peso se duplica, no quinto mês, triplica ao ano e a partir daí o peso se relaciona com a altura como podemos verificar pela tabela pondo-estatural.

Altura

No recém-nato a termo (37 semanas completas de gestação) a altura variará entre estreitos limites, dando-nos uma média de 50cm para crianças do sexo masculino e 49,6cm para as do sexo feminino.

Perímetros

— craniano
— torácico

Os perímetros cranianos e torácicos podem fornecer indicações úteis do estado da criança em qualquer idade.

O perímetro craniano é tomado com fita métrica abrangendo o plano occipto-frontal.

Perímetro torácico é menor que o craniano, aos seis meses iguala-se, podendo também o perímetro torácico tornar-se maior que o craniano.

Fontanelas

— São áreas do crânio não ossificadas, largas e ligeiramente deprimidas. A grande fontanela ou fontanela frontal (bregna) fica entre os ossos frontais e parietais. A pequena fontanela ou fontanela occipital (labdóide) fica entre os parietais e o occipital. A mais importante é a grande fontanela que deve fechar-se do 14º ao 18º mês, via de regra, 15º mês. A união deve ser perfeita, não havendo cavalgamento deles.

Tabela 4.1
Perímetros Torácicos e Cranianos Normais

Idade	Perímetro Craniano (cm)	Perímetro Torácico (cm)
RN	35	32
3 meses	39,13	38,62
6 meses	41,75	42,38
9 meses	43,44	44,38
1 ano	44,80	46,24
2 anos	47,00	48,71
3 anos	47,87	50,44

Estática e Dinâmica

3 meses — A criança mantém a cabeça erguida
6 meses — Senta e começa a engatinhar
9 meses — Coloca-se de pé, mas ainda não anda
1 ano — Começa a andar

Linguagem

6-8 meses
8-10 meses — emite balbucios, sílabas soltas
15 meses — fala palavras monossilábicas
2 anos — fala frases

TABELAS ÚTEIS NA PEDIATRIA

Tabela 4.2
Freqüência Cardíaca (Valores Normais)

Idade	Média	Limite Inferior	Limite Superior
R. Nascido	120	70	170
1-11 meses	120	80	160
2 anos	110	80	130
4 anos	100	80	120
6 anos	100	75	115
8-10 anos	90	70	110
12 anos	90	70	110
14 anos	85	65	105

Tabela 4.3
Freqüência Respiratória (Valores Normais)

Idades	Média (Sono)	Média (Vigília)
0-6 meses	35	65
6-12 meses	25	65
1-4 anos	20	35
4-10 anos	18	25
10-14 anos	16	20

Procedimentos e Técnicas

Administração de Oxigênio no Recém-nascido

— O uso do oxigênio em recém-nascido deve ser cercado de cuidados excepcionais, sobretudo devido ao risco de cegueira (fibroplasia retrolenticular).

Conduta

a. Deve ser usado na menor quantidade possível pelo menor tempo possível.
b. A quantidade administrada deve ser a mínima que combata a cianose.
c. Concentrações mais elevadas devem ser usadas com monitorização freqüente de pO_2 arterial ou se o recém-nascido permanecer cianótico à concentração de 40% (limite máximo considerado seguro para o recém-nascido é de 40% de oxigênio inspirado) deverá ser umidificado com água destilada.

Contenção Pediátrica

Objetivos

a. Conter o paciente para a realização de exames.
b. Permitir a permanência de sondas e drenos.
c. Proteger a criança contra acidentes e traumatismos.
d. Proteger a criança inconsciente ou irracional.

Considerações sobre sua Indicação

a. Nunca utilizar a contenção como punição ou ameaça.
b. Explicar aos pais a necessidade e as vantagens da contenção.
c. A contenção não pode permanecer por mais de 24h, sem ser refeita.
d. A contenção deve ser removida durante banho ou alimentação.

Tipos de Contenção

a. Mumificação.
b. Contenção para as extremidades.
c. Fixação de extremidades com talas.

Mumificação

Objetivo. Imobilizar temporariamente a criança para execução eficiente de exame ou procedimento.
Material. Lençol de tamanho apropriado.
Técnica. a. Dobrar o canto nº 1 do lençol sob o paciente, formando um triângulo.
b. Dobrar o canto nº 2 sobre o braço direito da criança e completar a volta sobre o tronco.

c. Colocar o braço esquerdo da criança paralelo ao corpo com a mão ligeiramente sob as nádegas.
d. Trazer o canto nº 3 por sobre o lado esquerdo da criança, envolvendo-a.
e. Dobrar o canto nº 4 para trás, por sob a criança, o que imobilizará os membros inferiores.
f. Verificar freqüentemente a mobilidade respiratória.
g. Liberar a criança da restrição tão logo seja possível.

Contenção para Extremidades

— Para as extremidades, devem ser usados contensores de tecido macio (compressa cirúrgica reforçada), com cadarços de tamanho variáveis.
Técnica. a. Enrolar o contensor várias vezes e seguramente ao redor do punho ou maléolo da criança.
b. Fixar o contensor ao punho ou maléolo, com uma volta do cadarço e um duplo nó e atar a ponta do cadarço somente em estruturas fixas do leito.
c. Utilizar o mínimo de três contensores (em três membros) para evitar qualquer tipo de lesão.
d. Verificar periodicamente o conforto da criança, a circulação das extremidades e a possibilidade de escaras por pressão ou isquemia.

Fixação de extremidades com talas

Objetivos. Imobilização de uma extremidade para manutenção de uma via intravenosa.
Material. Talas de tamanho apropriado e esterilizadas, esparadrapos e gaze.

HIDRATAÇÃO PARENTERAL E OBTENÇÃO DE SANGUE

Tipos de Procedimentos:
a. Obtenção da veia.
b. Cateterização venosa ou arterial percutânea.
c. Cateterização dos vasos umbilicais do recém-nascido.
d. Flebotomia.

Obtenção da Veia (Venóclise e Coleta de Sangue)

A venóclise é o método mais usado para a hidratação parenteral. Qualquer veia superficial, teoricamente, pode ser utilizada. Iniciar a escolha sempre perifericamente. Utilizam-se de preferência veias periféricas.

Em recém-nascidos e lactentes, é extremamente útil o uso de veios do escalpo (veias da cabeça).

Punção da Veia Jugular Interna e Externa

Objetivo

Coleta de sangue para exames de laboratório.

Complicações

    a. Hemorragia venosa.
    b. Hemorragia arterial.
    c. Punção de traquéia ou esôfago.
    d. Função do ápice pleural.

Obs.: A jugular externa é a veia preferencial para a obtenção de sangue venoso quando for inexeqüível sua retirada de uma veia periférica de um dos membros (primeira preferencial).

Cateterização dos Vasos Umbilicais do Recém-nascido

Em virtude da incidência elevada de complicações graves, os vasos umbilicais só devem ser caracterizados para monitorização da pO_2 arterial, em insuficiência cardiorrespiratória grave (artéria umbilical), para realizar exsangüineotransfusão e administrar drogas de emergência (veia umbilical) ou para administração de drogas na absoluta impossibilidade de obter veia periférica.

Flebotomia

Objetivo

    a. Administração de sangue, plasma ou fluidos, quando for impossível a punção percutânea ou a venóclise.
    b. Em transoperatório, quando prevista a possibilidade de grande perda sangüínea.
    c. Pacientes em choque, queimados.
    d. Exsangüineotransfusão.

URGÊNCIAS MÉDICAS PEDIÁTRICAS

TRATAMENTO DE DOR NA PEDIATRIA

Diante do problema da dor em pediatria, deve-se ter em mente dois pontos importantes:

    a. Crianças habitualmente não se queixam de dor sem realmente a estarem sentindo.
    b. Não se deve, como regra, tratar a dor sem primeiro tentar estabelecer sua causa.

Há uma tendência a não valorizar adequadamente a queixa de dor do paciente, pelo fato de ser criança.

Por outro lado, o envolvimento emocional dos familiares pode precipitar a administração desnecessariamente precoce de analgésicos, anulando assim o melhor, ou talvez o único sinal a ser seguido em busca de diagnóstico, permitindo assim que a criança sofra por longos períodos.

HIPERTERMIA

Tratamento Urgente de Hipertermia

Este tratamento é aplicado quando a criança atinge mais de 39,5°C de temperatura axilar.

Conduta

a. Retirar toda a roupa da criança.
b. Colocá-la em ambiente fresco.
c. Manter a pele sempre úmida de 70% de álcool e 30% de água morna.
d. Bolsa de gelo no abdômen, caso não haja contra-indicação ao fazer o diagnóstico, e na cabeça.
e. Usar antitérmicos prescritos (via parenteral).
f. Após a temperatura ter baixado os antitérmicos devem ser administrados por via oral.

Tratamento Moderado e Leve da Hipertermia

a. Tratamento por meios físicos (retirar a roupa, banhos, etc.)
b. Uso de analgésicos e antitérmicos por via oral (prescritos).
c. Se a criança apresentar vômitos juntamente com hipertermia, esta pode ser combatida por meios físicos.
d. No recém-nascido a hipertermia é manejada por meios físicos.
e. Tratamento da causa.

HIPOTERMIA

A criança hipotérmica poderá estar com a morte aparente, ou seja, parada cardíaca, midríase paralítica e enrijecimento muscular e ainda ser recuperada integralmente.

Uma criança congelada é mais facilmente recuperada que um adulto nas mesmas condições.

A hipotermia é considerada grave quando a temperatura retal for inferior a 35°C, moderada quando estiver entre 35°C e 36°C e leve entre 36°C e 37°C.

Causas

a. Exposição ao frio.
b. Choque de qualquer etiologia.
c. Processos infecciosos do sistema nervoso central (encefalite e meningites).
d. Insuficiência supra-renal aguda ou crônica.
e. Traumatismos.
f. Drogas (ex.: antitérmicos em doses excessivas).

Conduta

Hipotermia Grave

   a. Oxigenação.
   b. Entubação traqueal.
   c. Glicose hipertônica intravenosa (devido ao aporte calórico contido na glicose), conforme prescrição.
   d. Aquecimento lento (para evitar choque), em média de 1°C por hora, submergindo-se a criança em água morna.

Hipotermia Moderada e Leve

   a. Aquecimento ativo: os pacientes com hipotensão moderada, mergulhá-los na água morna 40 a 42°C e nos pacientes com hipotermia leve bastará aquecê-los com roupas aquecidas e bolsas de água quente. Aquecer o ambiente.
   b. Administrar bebidas quentes quando o paciente não apresentar vômitos ou náuseas.
   c. Retirar o uso de drogas que estiverem causando hipotermia.

DESIDRATAÇÃO

   a. Caracteriza-se pela diminuição depreciada do conteúdo hidroeletrolítico que leva a manifestações clínicas.
   b. A criança sadia tem sempre um balanço positivo de água (média de 70 à 75% de água no organismo) e eletrólitos pelas exigências do crescimento enquanto que na desidratação o balanço é negativo.
   c. O metabolismo hidroeletrolítico na criança é maior que no adulto por causa de seu mais alto nível de metabolismo basal.
   d. Os gastos hídricos normais diários na criança por 100 calorias metabólicas equivalem a 150ml/100cal/dia.

Causas Importantes de Desidratação

   a. Falta de oferta líquida por descuido dos responsáveis.
   b. Enterites bacterianas.
   c. Pneumonias agudas.
   d. Insuficiência renal aguda.
   e. Sudorese intensa.
   f. Vômitos.
   g. Perdas de sangue.
   h. Diuréticos, etc.

Tipos de Desidratação

Sintomas. Ver tabela de desidratação.
Tratamento. a. Satisfazer as necessidades de água e eletrólitos até estabelecer a diurese e desaparecerem os sintomas.

b. Nos casos mais graves recorrer à administração de soluções salinas ou de plasma sangüíneo.

c. Tratamento da causa paralelamente ao trato da desidratação.

EMERGÊNCIAS CIRÚRGICAS PEDIÁTRICAS

Transporte da criança em um centro cirúrgico especializado.
Cuidados com a criança durante o transporte:
a. manutenção da temperatura;
b. manutenção das vias aéreas;
c. hidratação;
e. posições especiais de temperatura.

Manutenção da Temperatura

Quando não se dispõe de incubadora portátil procede-se da seguinte forma para aquecer o recém-nato:

a. Enrolar as extremidades com algodão laminado (braços e pernas).

b. Envolver toda a criança em campo cirúrgico esterilizado.

c. Nos transportes a grandes distâncias, envolver toda a criança em papel de alumínio.

d. Usar sacolas de água quente caso não haja papel alumínio mas tendo a cautela de não limitar os movimentos respiratórios do recém-nascido, pois um peso mínimo sobre o tórax pode levá-lo a exaustão e a hipóxia.

Obs.: Estas medidas são aplicadas em regiões de clima frio, devendo sofrer adaptações quando em regiões mais quentes.

Manutenção das Vias Aéreas

a. Colocar a criança em posição confortável, e que ela possa respirar livremente.

b. No caso de a criança apresentar vômitos, aspirar todo o conteúdo antes de transportá-la.

c. No caso de os vômitos serem constantes, instalar sonda nasogástrica.

Cuidados com a Infecção Durante o Transporte

a. Manipulação mínima e pelo menor número possível de pessoas.

b. Evitar contato com indivíduos portadores de infecção respiratória e cutânea.

c. Em recém-nascidos envolver com campos esterilizados.

d. Uso de antibióticos.

e. Conservar a maior assepsia no trato do coto umbilical dos recém-nascidos.

Conduta no Transporte da Criança

a. Posição de acordo com a patologia.
b. Aquecimento.
c. Enviar anexo relatório com o máximo de informações.

Posições Especiais no Transporte do Recém-nascido

A maioria dos recém-nascidos devem ser transportados em decúbito dorsal. São exceções: atresia do esôfago sem fístula com a traquéia — posição de Tredelenburg; atresia de esôfago com fístula, traqueoesofágica — posição semi-sentada; hérnia diafragmática semi-sentada; teratoma sacrococcígeo gigante — decúbito central.

Emergências Cirúrgicas do Lactente e da Criança Maior

Apendicite Aguda

É a causa mais comum de abdômen agudo no pré-escolar e escolar. O retardo no tratamento adequado, devido a dificuldades diagnósticas, acompanha-se de complicações desagradáveis e aumento do índice de mortalidade.

Apresenta-se sob duas formas:
1. Apendicite aguda não-perfurada.
2. Apendicite aguda perfurada.

Manifestações clínicas

a. *Apendicite Não-perfurada*
Dor abdominal: difusa, epigástrica, na fossa ilíaca direita.
Vômitos.
Diarréia.
Hipertermia moderada: 37 — 38°C.
Estado geral bom. Sem restrições de movimentos ou decúbito, com flexão das pernas sobre o ventre.
Pulso ao redor de 100bpm.
Dor constante mesmo sob efeito de barbitúrico.
Abdômen branco.

b. *Apendicite Perfurada*
Dor abdominal: localizada.
Vômitos.
Diarréias ou constipação.
Hipertermia acentuada: 38°C
Estado geral deteriora-se progressivamente. Astenia.
Obnubilação.
Pulso: 140 — 160bpm.
Dor generalizada. Irritação peritoneal presente. Massa palpável no local do abscesso.
Abdômen distendido e duro.

Cuidados de Enfermagem

a. Repouso.
b. Retirar a alimentação
c. Controlar a temperatura (retal de preferência) e os sinais vitais de 30 em 30 minutos.

d. Observações das eliminações: fezes, diurese, vômitos.
e. Sedação da criança.
f. Preparação para cirurgia em caso de apendicite aguda não-perfurada.
g. Controle do balanço hídrico.
h. Hidratação do paciente, conforme prescrição.
i. Em caso de apendicite perfurada mandá-lo para o CTI.

Hérnia Inguinal Irredutível

Quadro comum do lactente, sendo a causa mais comum de obstrução intestinal da primeira semana ao quarto mês.

A hérnia inguinal na criança é sempre indireta, resultante do não fechamento do conduto peritônio-vaginal.

Sintomas

a. Presença de massa na região inguinal.
b. Dor local, choro e inquietação.
c. O vômito, quando ocorre, a princípio é reflexo e posteriormente por refluxo (obstrução).
d. Dor em cólica; eliminação de fezes no início do quadro e após, constipação abdominal progressiva.

Conduta

Nos quadros recentes (até seis horas), tentativa de redução seguindo o esquema a seguir:
a. Sedação.
b. Isolar a criança em quarto sem ruído e pouca luz.
c. Leito em Tredelenburg acentuada: os pés da criança devem ser contidos e fixados aos pés da cama para manter o posicionamento.
d. Manobras suaves de sedação.
e. Vigilância constante da via aérea pela possibilidade de vômitos.
f. Obtida a redução, aguardar 48 horas com a criança hospitalizada, para o caso de se tornar necessário à cirurgia.
g. Na impossibilidade de redução, cirurgia imediata nos casos com: criptorquidia associada; mais de oito horas de evolução e sofrimento de alça.

EMERGÊNCIAS DO TRATO DIGESTIVO

Hérnia Diafragmática

Presença de vísceras (alças intestinais, estômago, baço, rim), dentro do tórax através de defeito congênito do diafragma. A ventilação está prejudicada, não só pela diminuição da área de hematose pela compressão do pulmão, mas pela imaturidade do mesmo.

Conduta Correta

a. Passagem imediata de sonda gástrica.

b. Entubação endotraqueal.
   c. Gasometria arterial.
   d. Aquecimento.
   e. Cirurgia imediata.

Ruptura de Vísceras Maciças com Hemorragia

É usualmente causada por trauma obstétrico, produzindo-se em um ou mais órgãos abdominais, fígado, baço, supra-renal e rim. A regra é a produção de sangramento intraperitoneal significativo.

Exame

   a. Deterioração do estado geral, com sinais de bradicardia (ORN responde à hipovolemia com bradicardia).
   b. Distensão abdominal progressiva.
   c. Vasoconstrição periférica.
   d. Massa abdominal palpável.
   e. Choque hipovolêmico.
   f. Dispnéia.

Conduta Correta

   a. Sonda gástrica — aquecimento.
   b. Punção abdominal.
   c. Flebotomia com pressão venosa central.
   d. Reposição da volemia, preferencialmente com sangue fresco.
   e. Raios X do abdômen.
   f. Cirurgia imediata quando estabelecido o diagnóstico.

Volvo do Intestino Médio

Torço do intestino médio por defeito de inserção do mesentério. Poderá ocorrer intra-útero ou após o nascimento. O comprometimento da circulação mesentérica leva à necrose total do delgado, se não for feita intervenção cirúrgica a tempo.

Exame

   a. Recém-nascido normal, que apresenta rompimento súbito no estado geral.
   b. Sinais de choque.
   c. Sintomatologia de oclusão intestinal (tardia).
   d. Mecônio com sangue (tardio).

Conduta

   a. Sonda nasogástrica.
   b. Flebotomia.
   c. Correção da acidose, se houver; manutenção da temperatura, início da antibioticoterapia.
   d. Cirurgia imediata.

Tabela 4.4
Pressão Arterial Normal para Diferentes Idades

Idades em Anos	Pressão Sistólica (Média +ou- 2DP)	Pressão Diastólica (Média +ou- 2DP)
1/2 – 1	90 + ou – 25	61 + ou – 19
1 – 2	96 + ou – 27	65 + ou – 27
2 – 3	95 + ou – 24	61 + ou – 24
3 – 4	99 + ou – 23	65 + ou – 19
4 – 5	99 + ou – 21	65 + ou – 19
5	94 + ou – 14	55 + ou – 9
6	100 + ou –15	56 + ou – 8
7	102 + ou – 15	56 + ou – 8
8	105 + ou – 16	57 + ou – 9
9	107 + ou – 16	57 + ou – 9
10	109 + ou – 16	58 + ou – 10
11	111 + ou – 17	59 + ou – 10
12	113 + ou – 18	59 + ou – 10
13	115 + ou – 19	60 + ou – 10
14	118 + ou – 19	61 + ou – 10
15	121 + ou – 19	61 + ou – 10

Tabela 4.5
Desidratação: Determinação do Grau de Acordo com as Manifestações Clínicas

	1º GRAU	2º GRAU	3º GRAU
Aspecto geral e comportamento	Irritada, agitada, dorme pouco e mal	Mais agitada, raramente dorme. Pode apresentar-se quieta ou emitindo gritos de tonalidade alta	Largada, inconsciente. Não chora mais
Sede	Sim	Extrema, mas vomita logo em seguida, às vezes recusa o alimento	Não apresenta em virtude do estado geral
Boca	Seca, lábios de cor vermelha — brilhante, língua seca	Muito seca, lábios secos; freqüentemente cianosados	Lábios cianosados
Pele	Quente, seca, podendo estar avermelhada; elasticidade não muito diminuída	Extremidades frias, embora o corpo possa estar quente. Elasticidade diminuída	Pele fria, acinzentada. Extremidades cianosadas
Olhos	Brilhantes	Afundados	Muito afundados, virados para conjuntivas hiper-úmidas, córnea seca, com brilho
Fontanela	Normal ou ligeiramente deprimida	Deprimida	Deprimida
Tônus muscular		Comumente aumentado, principalmente na acidose. Rigidez de nuca, tremores e convulsões podem ocorrer	Flacidez completa
Temperatura	Normal ou elevada	Elevada — extremidades frias	Geralmente elevada: cai quando se instala o colapso
Ritmo cardíaco	Normal ou ligeiramente elevado (RN 130 a 140)	Rápido, mas regular. Bulhas bem audíveis no precórdio. (RN 160/180)	Rápido, bulhas mal audíveis no precórdio. Nos casos piores lentos e irregulares (RN mais de 180)
Respiração		Rápida, profunda e "suspirada". Lenta e superficial	Profunda e "suspirada". Muito lenta e superficial
Diurese	Diminuída	Grandemente diminuída	Extremamente diminuída
Peso	Queda de 2,5% a 5%	Queda de 5% a 10%	Queda de mais de 10%

5 Noções de Enfermagem em Saúde Pública

SAÚDE PÚBLICA

É a ciência e a arte de evitar doenças, prolongar a vida, desenvolver a saúde física e mental e a eficiência através de esforços organizados da comunidade.

Os objetivos desses esforços estão direcionados para:
— o saneamento do meio ambiente;
— o controle de doenças transmissíveis;
— a organização de serviços médicos e paramédicos;
— o diagnóstico precoce;
— o tratamento preventivo das doenças;
— o aperfeiçoamento de medidas sociais convenientes para assegurar, a cada membro da coletividade, um nível de vida adequado à manutenção da saúde.

O objetivo principal da Saúde Pública é a prevenção e seus vários aspectos. Seu paciente é sempre a comunidade.

NÍVEIS DE ASSISTÊNCIA À SAÚDE

PRIMÁRIO

A assistência de nível primário é realizada nos postos de saúde. Compreende:
— Imunização.
— Consulta médica.
— Consulta odontológica.

SECUNDÁRIO

A assistência de nível secundário é aquela realizada nos centros de saúde, e é um pouco mais especializada. Compreende:
— Saúde materno-infantil.
— Imunização.
— Consulta médica.
— Consulta odontológica.

— Laboratórios de análise.
— Aparelhos de raios X.
— Serviço de epidemiologia.
— Saúde mental.
— Enfermagem especializada.

TERCIÁRIO

A assistência de nível terciário é aquela realizada em hospitais de pequeno porte, ou seja, que tenham até 50 leitos.

QUATERNÁRIO

A assistência de nível quaternário é realizada em hospitais especializados, hospitais universitários, hospitais de médio e de grande porte.

O PAPEL DO AUXILIAR DE ENFERMAGEM NA ATENÇÃO PRIMÁRIA DA SAÚDE

O auxiliar, como membro efetivo da equipe de saúde, deve estar ligado ao enfermeiro e, com ele, ser capaz de utilizar os recursos de forma eficaz e racional, permitindo:
— assistência de enfermagem aprimorada, humanizada e livre de riscos;
— registros de informações referentes ao indivíduo, à família e a outros grupos da comunidade;
— auxiliar na vigilância do processo de saúde das pessoas com enfermidades crônicas ou de longa duração;
— em casos de emergência, solicitar decisões e agir conforme as normas dos programas de saúde.

Cabe aos profissionais de enfermagem, no desempenho das funções e responsabilidade que assumem os cuidados de saúde, identificar os aspectos fundamentais que permitam uma atuação consciente, abrangente e dinâmica, a fim de assegurar maior cobertura e qualidade das ações, observando o homem como um ser biopsicossocial, a comunidade como seu paciente, as metas prioritárias da Política Nacional de Saúde.

EPIDEMIOLOGIA

É a ciência que estuda o processo saúde-doença na comunidade, analisando a distribuição e os fatores determinantes das enfermidades e dos agravos à saúde coletiva, sugerindo medidas específicas de prevenção, de controle ou erradicação.

OCORRÊNCIAS EPIDEMIOLÓGICAS

— *Endemia* — ocorrência constante de uma mesma doença, numa área física limitada.
— *Epidemia* — grande número de uma mesma doença numa área física limitada.

— *Pandemia* — invasão de um país ou continente por casos de uma mesma doença infectocontagiosa.

Em todas as doenças infectocontagiosas deve haver:

1 — Notificação compulsória — aviso à Saúde Pública da ocorrência da doença feita pelo médico ou qualquer outra pessoa esclarecida.
2 — Isolamento do paciente — domiciliar ou hospitalar — depende da doença.
3 — Desinfecção — concorrente, durante a doença, e terminal, após a doença.
4 — Vigilância sanitária — sobre todos que se comunicarem com o doente.

EDUCAÇÃO EM SAÚDE

Educação em saúde é uma ação planejada que visa criar condições de produzir mudanças no comportamento em relação à saúde que permitam a melhoria de vida da coletividade. Todo auxiliar de enfermagem está engajado na luta da educação para saúde, devendo participar de todos os seus movimentos.

OBJETIVOS ESPECÍFICOS

— Fazer com que as pessoas considerem a saúde como um valor.
— Estimular a utilização dos serviços de saúde.
— Ensinar as pessoas a conseguir saúde através de seus próprios esforços e ações.

O *trabalho educativo em saúde pode ser:*
— individual;
— em grupos específicos;
— com a comunidade.

O *trabalho individual é feito constantemente pelo auxiliar, em qualquer local de trabalho*:
— Pela intercomunicação, pelo exemplo de atividades corretas, pelo conhecimento do paciente e seus problemas.
— O trabalho com grupos específicos geralmente é programado partindo da necessidade de cada grupo. O local pode variar, usando-se igrejas, escolas, etc. e marcando-se um horário de consenso.
— Trabalho com a comunidade — entende-se como comunidade uma unidade feita pela integração ou participação de muitos. Para trabalhos com esse grupo é necessário identificá-la e motivá-la para que participe.

IMUNIDADE

É o estado de resistência de um organismo vivo associado com os anticorpos que possuem ação específica sobre o microrganismo responsável pela ação específica de suas toxinas, podendo ser genética ou adquirida, permanente ou temporária.

O organismo do homem dispõe de mecanismos específicos de defesa, como:
— epitélio da pele;
— secreções da pele;

— acidez do suco gástrico;
— produto das glândulas linfáticas;
— fígado;
— baço;
— amígdalas;
— unhas e cabelos;
— os leucócitos com suas propriedades de fagocitose e diapedese.

A imunidade pode ser:
— natural;
— artificial.

Imunidade natural ou congênita: pode ser genética ou adquirida através:
— da placenta;
— do colostro.

A imunidade artificial é a criação do estado de imunidade pelo uso de antígenos específicos, cujo tipo varia de acordo com a doença que se quer evitar.

Ela pode ser adquirida através de vacinas, gamaglobulina e soro.

VACINA

Substância antígena de natureza protéica que tem duas finalidades:
— imunizar ativa ou duradouramente contra uma doença — vacina profilática.
— combater uma doença evolutiva aumentando a resistência do organismo — vacina curativa.

A resposta do organismo à vacina depende de dois fatores:
— da vacina;
— do organismo que a recebe.

Vários fatores do próprio organismo podem influir na ação da vacina na formação de anticorpos:
— estado nutricional;
— doenças intercorrentes;
— corticoidoterapia.

Vias de Administração

— oral;
— intradérmica;
— IM;
— subcutânea.

SORO

É a solução específica de anticorpos de origem animal ou humana.
De acordo com sua origem eles podem ser:
— de origem animal (soro antitetânico — do cavalo);
— de origem humana (soro de convalescentes — gamaglobulina humana).

Os soros são aplicados quando a doença já está instalada, quando o indivíduo já foi contaminado ou como reforço terapêutico.

Soros e vacinas devem ser conservados em geladeira, em temperatura de +4°C a +8°C.

IMUNIDADES ESPECÍFICAS

TUBERCULOSE

Conceito

Doença infectocontagiosa causada por uma bactéria chamada *Mycobacterium tuberculosis*, também conhecida como bacilo de Koch.

Localiza-se principalmente no pulmão, porém pode acometer outros órgãos do corpo.

Tem maior incidência em pessoas de baixa renda.

Sinais e Sintomas

- febre baixa;
- tosse produtiva;
- perda de peso;
- inapetência.

Transmissão

É direta, através do ar.

Período de Incubação

De uma semana a um mês.

Diagnóstico

- baciloscopia: exame de escarro
- raios X de tórax
- prova tuberculínica (PPD)

É indicada como meio auxiliar no diagnóstico da tuberculose.

Material: seringa de tuberculina (1ml de capacidade)
agulha 10 x 5 ou de bisel curto — calibre 25 ou 26

Administração PPD
— Via intradérmica.
— Dose: 0,1ml.
— Local: face interna do antebraço esquerdo.
— Leitura: será realizada de 72 a 96 horas após aplicação.

É indispensável o uso de régua para medir a reação local.
— não reatores: menos de 5mm de enduração.
— reatores fracos: entre 5 a 9mm de enduração.
— reatores fortes: 10mm a mais de enduração.
Considera-se:
— Não reatores: indivíduos não infectados pelo bacilo de Koch.
— Reatores fracos: indivíduos infectados pelo bacilo de Koch ou por outras micobactérias.
— Reatores fortes: indivíduos infectados pelo bacilo de Koch, doentes ou não.

Observações: a tuberculina não deverá ser aplicada quando houver lesão na pele no local da aplicação.

Não retestar os fortes reatores.

Profilaxia

— Vacina BCG — B = bacilo, C = Calmette, G = Guérin.
Esta vacina é uma ação de prevenção primária à tuberculose miliar.
É uma vacina liofilizada. Ela deteriora rapidamente quando exposta à luz solar direta ou difusa, ou à temperatura ambiente. Deve ser guardada em geladeira.

Observações

— Toda criança que não apresentar cicatriz vacinal ou atestado deve ser revacinada com BCG.
— A vacina BCG pode ser aplicada junto com qualquer vacina.
— Orientar para não fazer curativo local.

HANSENÍASE

Conceito

Doença infectocontagiosa causada por uma bactéria chamada *Mycobacterium leprae*, também conhecida como bacilo de Hansen.

Sinais e Sintomas

— mancha esbranquiçada ou avermelhada que não coça;
— formigamento constante nas mãos ou pés;
— nervos espessados e doloridos;
— perda de sensibilidade térmica, dolorosa e tátil no local da mancha.

Transmissão

É direta, através do ar.

Período de Incubação

Dois a sete anos.

Formas Clínicas

— Indeterminada: Pauce bacilar, não transmitem a doença.
— Tuberculóide: Pauce bacilar, não transmitem a doença.
— Dimorfa: Multibacilar, transmitem a doença.
— Virchowiana: Multibacilar, transmitem a doença.

Diagnóstico

— Baciloscopia.
— Teste de Mitsuda.
— Biópsia no local da mancha.

Profilaxia

Não existe vacina para essa patologia, porém a melhor prevenção é estar com o sistema imunológico em bom estado.

A hanseníase tem cura!

Bibliografia

Brasil. Ministério da Saúde. Secretaria Nacional de Programas Especiais de Saúde. Divisão Nacional de Dermatologia Sanitária. Controle de hanseníase: uma proposta de integração ensino-serviço. RJ. DNDS/NUTES,1989.

AIDS

Conceito

É a síndrome da imunodeficiência adquirida (Aids), causada por um vírus chamado HIV, que ataca os linfócitos, que são células do sangue responsáveis em parte pela defesa imunológica do organismo. Pela diminuição da imunidade a pessoa fica debilitada e apresenta infecções graves.

Sinais e Sintomas

— febres persistentes acompanhadas por calafrios e suores noturnos que se prolongam por várias semanas;
— cansaço contínuo;
— diarréia freqüente;
— grande perda de peso sem motivo aparente;
— gânglios aumentados por todo o corpo.

Transmissão

— Contato sexual penetrante.
— Uso comum de agulhas contaminadas.
— Transfusões sangüíneas.
— Sangue do indivíduo contaminado em contato com feridas ou cortes em outros indivíduos.
— Mãe para filho, antes, durante ou após o nascimento.

Profilaxia

— Reduzir o número de parceiros sexuais.
— Usar preservativos (camisinha) em toda relação sexual.
— Usar seringas e agulhas descartáveis. Se não for possível, utilizar esquemas de esterilização adequados.

O *vírus não se transmite através de:*
- beijos e carícias;
- abraço e aperto de mão;
- vasos sanitários, banheiros, chuveiros;
- picadas de inseto;
- tosse ou espirro.

Bibliografia

Ministério da Saúde. Ministério da Previdência e Assistência Social. Programa Nacional de Controle de Aids. AIDS.

CÓLERA

Conceito

É uma infecção intestinal de início súbito, causada por uma bactéria denominada *Vibrio cholerae*.

Sinais

— diarréia intensa, semelhante a "água de arroz";
— vômitos, somente após o primeiro episódio de diarréia;
— câimbras abdominais;
— desidratação.

Transmissão

A transmissão se dá através de água e alimentos contaminados por fezes e vômitos dos doentes e portadores sãos, além da ingestão de alimentos contaminados por mãos sujas.

Período de Incubação

Dois a três dias.

Tratamento

SRO e antibioticoterapia, quando necessário.

Profilaxia

— saneamento básico;
— manter os sanitários limpos, utilizando água sanitária ou outro desinfetante após lavagem do mesmo;
— manter as mãos limpas, lavando-as com água e sabão antes de preparar e consumir alimentos e sempre depois de defecar e urinar;
— consumir apenas H_2O e leite fervidos;
— deixar frutas, legumes e verduras imersos por 30 minutos em solução preparada com 1 litro de água fervida e 1 colher (sopa) de água sanitária.

Bibliografia

Ministério da Saúde — Cólera — 3ª edição SNVS — Brasília, 1991.

TÉTANO

Conceito

Doença infecciosa, não contagiosa, causada por uma toxina produzida pela bactéria *Clostridium tetani.*

Sinais e Sintomas

— febre;
— cefaléia;
— hipertonia do masseter e que se estende pelo corpo todo;
— disfagia;
— pode haver convulsão tônica.

Transmissão

Através de ferimentos causados por utensílios contaminados com o *Clostridium tetani.*

Profilaxia

— Vacina tríplice para crianças até sete anos.
— Vacina dupla para adolescentes.
— Vacina antitetânica para jovens e adultos.

Importante

O paciente com tétano deve permanecer em local tranqüilo, com pouca luminosidade e deve ser manuseado com cautela, pois qualquer um destes estímulos pode desencadear a *convulsão tônica*.

Bibliografia

Veronesi R. Doenças infecciosas e parasitárias. RJ Guanabara Koogan, 7ª ed., 1982.

COQUELUCHE

Conceito

Doença infectocontagiosa causada por uma bactéria chamada *Bordetella pertusis*. A coqueluche é muito comum em crianças até sete anos de idade.

Sinais e Sintomas

Período catarral que progride para episódio de tosse paroxístico, acompanhada de guinchos característicos.

Transmissão

É direta, através da tosse.

Período de Incubação

Uma a duas semanas.

Profilaxia

— Vacina tríplice.

SARAMPO

Conceito

Doença infectocontagiosa causada pelo *vírus do sarampo*.
Tanto a criança como o adulto podem ter o sarampo. Esta doença ataca principalmente os menores de cinco anos, sendo mais grave nas crianças desnutridas.

Sinais e Sintomas

— febre;

— dor de cabeça;
— olhos avermelhados;
— lacrimejamento;
— espirros freqüentes;
— tosse seca, depois com catarro;
— manchas de Koplic;
— manchas vermelhas pelo corpo.

Transmissão

É direta — através do ar e das secreções (tosse, espirros). Pode ainda ser transmitido por objetos contaminados como mamadeiras, chupetas, bicos, etc.

Obs.: O doente de sarampo tem o vírus nas secreções do nariz e da garganta.

Período de Incubação

Três a sete dias.

Complicações

— Pneumonia.
— Broncopneumonia.
— Otite.
— Gastroenterites.

Obs.: Essas complicações podem deixar seqüelas graves tais como:
— diminuição da capacidade mental;
— cegueira e surdez.

Profilaxia

Vacina anti-sarampo, que é administrada a partir dos nove meses de idade. Essa vacina é liofilizada e só pode ser utilizada até quatro horas após sua diluição.

Bibliografia

Ministério da Saúde. Fundação Nacional de Saúde.
Sarampo — informações básicas. RJ — 1992.

POLIOMIELITE

Conceito

É uma doença transmissível aguda causada por um vírus denominado Poliovírus tipos I, II e III. Estes vírus penetram via digestiva, desenvolvem-se no intestino, passam para o sangue e alojam-se nos neurônios motores.

Sinais e Sintomas

— febre;
— vômitos;
— cefaléia;
— paralisia em alguns casos.

Transmissão

Direta, via oral-fecal.

Período de Incubação

Seis a 10 dias.

Profilaxia

Vacina Sabin. Esta vacina deve ser aplicada conforme caderneta de vacinação e em todas as campanhas de vacinação.

ESQUEMA BÁSICO DE VACINAÇÃO DE ROTINA EM SAÚDE PÚBLICA

VACINA	**SABIN**
PROTEÇÃO CONTRA	POLIOMIELITE
AGENTE ETIOLÓGICO	POLIOVÍRUS TIPO I, II, III.
VIA DE ADMINISTRAÇÃO	ORAL
DOSES	3 DOSES E 1 REFORÇO (2 GOTAS CADA DOSE)
INTERVALOS ENTRE AS DOSES	8 SEMANAS
PERÍODO IDEAL PARA INICIAR A VACINAÇÃO	A CRIANÇA DEVE ESTAR COM DOIS MESES DE IDADE
REFORÇO	1 ANO APÓS A 3ª DOSE
RECOMENDAÇÕES	ADIAR A VACINAÇÃO SE A CRIANÇA ESTIVER COM FEBRE. ASSIM COMO DIARRÉIA E VÔMITOS
REAÇÕES	NENHUMA
VACINA	**ANTI-SARAMPO**
PROTEÇÃO CONTRA	SARAMPO
AGENTE ETIOLÓGICO	VÍRUS DO SARAMPO DO GRUPO PARA *MYXOVIRUS*.
VIA DE ADMINISTRAÇÃO	SUBCUTÂNEA
DOSES	2 DOSES DE 0,5ML
INTERVALO ENTRE AS DOSES	9 MESES
PERÍODO IDEAL PARA INICIAR A VACINAÇÃO	A CRIANÇA DEVE ESTAR COM 9 MESES DE IDADE

REFORÇO	—	9 MESES APÓS A 1ª DOSE
RECOMENDAÇÕES	—	NÃO USAR ÁLCOOL NO LOCAL DA APLICAÇÃO. NÃO APLICAR EM CASO DE FEBRE
REAÇÕES	—	FEBRE E DISCRETO EXANTEMA NO LOCAL
VACINA	—	**TRÍPLICE (DPT)**
PROTEÇÃO CONTRA	—	DIFTERIA, TÉTANO E COQUELUCHE
AGENTE ETIOLÓGICO	—	*CORYNE BACTERIUM DIPHTHRIAE, BORDATELLA PERTUSIS, CLOSTRIDIUM TETANI.*
VIA DE ADMINISTRAÇÃO	—	INTRAMUSCULAR
DOSES	—	3 DOSES E 2 REFORÇOS (0,5ML CADA DOSE)
INTERVALOS ENTRE AS DOSES	—	2 MESES
PERÍODO IDEAL PARA INICIAR A VACINAÇÃO	—	A CRIANÇA DEVE ESTAR COM 2 MESES DE IDADE
REFORÇO	—	1º REFORÇO 1 ANO APÓS A 3ª DOSE. 2º REFORÇO 3 ANOS APÓS O 1º REFORÇO.
RECOMENDAÇÕES	—	==============================
REAÇÕES	—	FEBRE E DOR NO LOCAL DA APLICAÇÃO.
VACINA	—	**BCG** (BACILO DE CALMETTE GUÉRIN)
PROTEÇÃO CONTRA	—	TUBERCULOSE
AGENTE ETIOLÓGICO	—	*MYCOBACTERIUM TUBERCULOSIS*
VIA DE ADMINISTRAÇÃO	—	INTRADÉRMICA (INSERÇÃO INFERIOR DO MÚSCULO DELTÓIDE DIREITO)
DOSES	—	1 DOSE DE 0,1ML
INTERVALOS ENTRE AS DOSES	—	==============================
PERÍODO IDEAL PARA INICIAR A VACINAÇÃO	—	RECÉM-NATO COM + DE 2.500G
REFORÇO	—	==============================
RECOMENDAÇÕES	—	CRIANÇAS MEDICADAS COM IMUNOSSUPRESSORES (CORTICOSTERÓIDES). DOENÇA INFECCIOSA AGUDA COM FEBRE.
REAÇÕES	—	LESÃO INDOLOR CONSTITUÍDA POR INDURAÇÃO, POSTERIORMENTE, ÚLCERA E CROSTA NO LOCAL DA APLICAÇÃO. CICATRIZAÇÃO COMPLETA APÓS 10 SEMANAS. NÃO REQUER CURATIVO.

VACINA	—	**TT** (TOXÓIDE TETÂNICO)
PROTEÇÃO CONTRA	—	TÉTANO
AGENTE ETIOLÓGICO	—	*CLOSTRIDIUM TETANI*
VIA DE ADMINISTRAÇÃO	—	INTRAMUSCULAR
DOSES	—	3 DOSES DE 0,5ML
INTERVALO ENTRE AS DOSES	—	2 MESES
PERÍODO IDEAL PARA INICIAR A VACINAÇÃO	—	GESTANTES A PARTIR DO 6º MÊS DE GRAVIDEZ — PESSOAS COM FERIMENTOS CONTAMINADOS.
REFORÇO	—	10 ANOS APÓS A 3ª DOSE
RECOMENDAÇÕES	—	CRIANÇAS
REAÇÕES	—	DOR NO LOCAL DA APLICAÇÃO, NESTE CASO FAZER COMPRESSAS DE ÁGUA MORNA.

VACINA	—	**DT**
PROTEÇÃO CONTRA	—	DIFTERIA E TÉTANO
AGENTE ETIOLÓGICO	—	*CORYNE BACTERIUM DIPHTERIAE, CLOSTRIDIUM TETANI*
VIA DE ADMINISTRAÇÃO	—	INTRAMUSCULAR
DOSES	—	2 DOSES E 1 REFORÇO (0,5ML)
INTERVALO ENTRE AS DOSES	—	2 MESES
PERÍODO IDEAL PARA INICIAR A VACINAÇÃO	—	=============================
REFORÇO	—	1 ANO APÓS A 2ª DOSE
RECOMENDAÇÕES	—	=============================
REAÇÕES	—	DOR NO LOCAL DA APLICAÇÃO.

6 Enfermagem Neuropsiquiátrica

ENFERMAGEM EM NEUROLOGIA

O paciente neurológico ou neurocirurgiado é muito especial porque suas patologias envolvem funções vitais que podem deixar seqüelas irreversíveis, alijando-o do contexto social.

Por isso, o auxiliar de enfermagem necessita conhecer as noções básicas das patologias mais freqüentes nesta matéria.

HIPERTENSÃO INTRACRANIANA

O cérebro está contido numa caixa óssea — o crânio. Um tumor, um hematoma, um abscesso ou uma obstrução das vias de circulação do líquido cerebroespinal podem aumentar a pressão intracraniana, comprimir e desviar o tecido cerebral, produzindo anóxia dos neurônios, podendo resultar numa lesão cerebral permanente.

Sintomas

— Cefaléia intensa e vômitos em jato (podem ocorrer sem náuseas e sem relação com ingestão alimentar). Outros sintomas dependerão da zona comprimida.

Cuidados de Enfermagem

— Posição de Fowler de 30 a 45° — a cabeceira elevada tende a diminuir o fluxo sangüíneo cerebral, diminuindo a pressão intracraniana e aliviando a cefaléia.
— Sinais vitais a cada 30 minutos — o aumento da pressão do cérebro poderá vir associada de hipóxia. Para compensar este transtorno o coração bate mais rápido (taquicardia).
— Observar níveis de consciência e função motora com a mesma freqüência com que se observam os sinais vitais. Qualquer anormalidade, comunicar a enfermeira responsável do setor e esta imediatamente comunicará ao médico.
— Jejum — se o paciente estiver vomitando, pois o esforço de vomitar aumenta a hipertensão intracraniana; a hidratação sendo venosa, as gotas não deverão

ultrapassar a 40 por minuto. Se estiver em uso de Manitol (solução hipertônica — extrai o excesso de líquido orgânico passando-o para a circulação sendo eliminado pelos rins) deve-se verificar a diurese de hora em hora;
— Mudança de posição de duas em duas horas — usar travesseiro baixo; observar conforto; massagens nas proeminências ósseas.

Lesões Cerebrais

O traumatismo pode causar:

1. *Concussão* — choque violento do cérebro com o crânio. Pode haver perda transitória da consciência.
2. *Contusão e deslocamento* — é mais grave e mais freqüente que a concussão. Pode produzir lesões permanentes.
3. *Fraturas* — muitas fraturas têm pouca importância clínica, não apresentam sintomas e tendem a curar sem problemas. Outras poderão esfacelar o osso, comprimir ou lesar os neurônios.
4. *Hematoma* — podem ser extradural ou epidural e subdural ou cerebral.

O hematoma epidural localiza-se entre a dura-máter e o crânio, o subdural entre a dura-máter e a aracnóide.

A hemorragia epidural é de sangue arterial e exige urgência cirúrgica; a subdural é mais de caráter venoso capilar, forma coágulos e estes poderão ser absorvidos dispensando tratamento, ou não, aparecendo então sintomas de crises periódicas de amnésia, confusão mental, torpor ou mudança de personalidade, exigindo neste caso cirurgia.

Tumores Cerebrais

Geralmente são malignos. São mais freqüentes que os tumores de estômago e menos que os de mama. Quando primários não produzem metástases.

Abscessos

Aparecem em conseqüência de infecção não curada em outras partes do corpo ou de fraturas com afundamento, em que fragmentos de cabelo, terra ou matérias contaminadas passam pela ferida.

Hipertermia Central

O centro termorregulador está situado no hipotálamo (na base do crânio). Sua função é conservar a temperatura corpórea normal. Estando esta zona comprimida ou lesada, este equilíbrio não se manterá.

A hipertermia é conseqüência da falta de sudação. A pele se torna pálida e com manchas rosadas, o tronco quente e seco, os membros frios.

ENFERMIDADES VASCULARES CEREBRAIS

Arteriosclerose Cerebral

É o espessamento, endurecimento e perda da elasticidade das artérias. O fluxo sangüíneo ficará diminuído, produzindo nas suas zonas de irrigação atrofia.

Sintomas

Os sintomas vão se exacerbando e dependem da zona afetada.
Os seguintes sintomas são típicos:
— Transtorno de memória.
— Falta de concentração e atenção.
— Instabilidade emocional.
— Cefaléia.
— Náuseas.
— Irritabilidade.

Cuidados de Enfermagem

Variam de acordo com as manifestações físicas. A enfermagem deve entender as razões de sua conduta, mudanças de humor, falta de cooperação e armar-se de uma grande dose de paciência. Não tratar o paciente como uma criança mas como um adulto que sofre de uma doença orgânica. Limitar ao mínimo o repouso e providenciar recreações. Manter o paciente independente, dentro de suas limitações.

ACIDENTE VASCULAR CEREBRAL (AVC)

Apresenta-se de maneira súbita. Pode ser causado por: hemorragia, trombose, êmbolo cerebral.

Nas hemorragias as causas podem ser: artérias esclerosadas (pois são mais vulneráveis a rutura), aneurismas (dilatação de uma artéria causada por debilidade de sua parede).

NB.: os pacientes com aneurismas não rompidos deverão ficar em repouso absoluto e movimentados o menos possível, pois um movimento brusco poderá rompê-lo e o paciente morrer.

Sintomas

Coma e mais os referentes à zona afetada.

Cuidados de Enfermagem

O objetivo é a conservação das funções corporais e a prevenção de complicações como: pneumonia, flebite, queda plantar, úlceras de decúbito, etc.
— Mudança de posição a cada duas horas, sendo a lateral a preferencial, pois facilita a saída de secreções.
— Massagens a fim de prevenir escaras.
— Sinais vitais a cada quatro horas.
— Se estiver com sonda vesical, instilação vesical e mudança da sonda pelo menos uma vez por semana.

Depois de passado o período agudo e o paciente ter recobrado a consciência, modificar gradativamente os cuidados, de acordo com o estado do paciente, fazendo todo o possível para que ele se torne independente. Se necessário, solicitar fisioterapeuta.

DEFEITOS CONGÊNITOS

Malformação Espinhal

Temos: espinha bífida, meningocele e mielomeningocele.

a. *Espinha bífida* — é a oclusão incompleta dos arcos de uma ou mais vértebras.

b. *Meningocele* — é a saída de um saco formado por meninge através de uma espinha bífida.

c. *Mielomeningocele* — é a saída de parte da medula através da espinha bífida.

A etiologia é desconhecida. Aparece com mais freqüência na região lombossacra, ocasionalmente na cervical e raramente na dorsal.

Os sintomas dependerão da situação e do tamanho da massa que se projeta e da natureza e extensão do defeito neurológico associado.

O tratamento é cirúrgico.

Cuidados de Enfermagem

— Inspecionar com freqüência o saco, pois a pele que o protege pode, por ser delgada, facilmente lesada, escarificada, infectada e rota.
— Anotar a freqüência, a quantidade e o aspecto das eliminações, fazendo lavagem externa após defecação.
— Medir a cabeça e o tórax todas as manhãs pois pode ocorrer hidrocefalia como complicação.
— Posição lateral e ventral, nunca dorsal.
— Observar sinais de meningite.

Malformação Craniana

a) *Crânio bífido* — é a calcificação incompleta dos ossos do crânio. Freqüentemente é acompanhada de protrusão das meninges.

b) *Encefalocele* — é a saída de parte do cérebro, através do crânio bífido.

c) *Crânio sinostosi* — é a calcificação prematura das suturas cranianas.

HIDROCEFALIA

É o acúmulo excessivo de líquido cefalorraquidiano no cérebro, produzindo aumento, nas crianças, da cabeça. A causa é a obstrução da passagem do líquido.

Cuidados de Enfermagem

— Mudança freqüente de posição.
— Posição de Fowler — 30 a 45°.
— Quando segurar a criança ter cuidado de amparar bem a cabeça, pois é a parte mais pesada.
— Medir a cabeça e o tórax diariamente, e anotar.

— Observar sinais de hipertensão intracraniana, comunicando à enfermeira, e esta ao médico, as anormalidades e anotar.
— Pesar, pelo menos, uma vez por semana.
— O banho, de preferência, deverá ser dado por dois enfermeiros: um para amparar a cabeça e o outro para dar o banho.

COMPRESSÃO DA MEDULA ESPINHAL

As causas da compressão medular são várias:
— *Traumatismo*: quedas, desastres de carro, de avião, mergulhar em águas pouco profundas, levantar objetos pesados.
— *Hérnia de disco intervertebral*: os discos intervertebrais atuam como amortizadores entre as vértebras. Aparecem com mais freqüência na região lombar.
— *Tumores*: podem ser primários ou metásticos.

Se a lesão for na altura da região cervical, surgirá quadriplegia (os quatro membros são atingidos) e se for na altura da região lombar, surgirá paraplegia (só membros inferiores atingidos).

Cuidados de Enfermagem

— Manter o paciente limpo.
— Mudar de posição a cada duas horas, se possível.
— Sonda vesical de demora, mais tarde.
— Observar e anotar evacuações, pois pode ocorrer retenção intestinal, mais tarde reeducação da função.
— Evitar aplicar injeções intramusculares nas zonas paralisadas, pois há má absorção.
— Evitar deformidades.
— Movimentação passiva.
— Encorajar o paciente para que aceite a sua incapacidade física e coopere na sua reabilitação.
— Aos poucos, fazer com que o paciente vá executando os exercícios e tornando-se independente dentro de suas limitações.

ENFERMAGEM PSIQUIÁTRICA

Psiquiatria é a especialização de medicina que trata de pacientes com distúrbios de comportamento, doenças mentais.

Para atender a esse tipo de paciente, o auxiliar de enfermagem deve:
1. Gostar dessa especialidade.
2. Conhecer a si mesmo.
3. Aceitar cada paciente como ser humano.
4. Ajudar o paciente no tratamento.
5. Ensiná-lo a ter opinião própria.
6. Estimular para que se preocupe com seu aspecto físico.
7. Orientar e auxiliar a família para que aceite a doença, prestando esclarecimento quanto ao tratamento médico.
8. Saber ouvir o paciente.
9. Não comentar jamais sobre ele, seu comportamento e diagnóstico.

Necessidades Básicas do Paciente em Psiquiatria

Fisiológicas

    a. higiene corporal;
    b. alimentação controlada;
    c. sono em horas determinadas;
    d. controle das eliminações;
    e. observação rigorosa do tratamento prescrito;
    f. terapia ocupacional.

Emocionais

    a. amor;
    b. carinho;
    c. segurança — saber que está protegido;
    d. auto-estima — ele precisa aprender a se respeitar e a se preservar;
    e. necessidade de aceitação da hospitalização.

Sociais

    a. convívio com a comunidade — os colegas;
    b. comunicação com a família e os amigos;
    c. religiosas — a religião é muito útil para o paciente psiquiátrico porque lhe dá mais força e apoio para reagir. É preciso respeitar a crença religiosa do paciente.

DOENÇAS MAIS COMUNS EM PSIQUIATRIA

ESQUIZOFRENIA

Grupo de doenças mentais funcionais que se caracterizam por:
a. Falta de correlação entre idéias e sentimentos.
b. Falta de correlação entre a experiência e a realidade.

Etiologia

Ainda é desconhecida. Há duas hipóteses divergentes:
1. É uma doença orgânica — geralmente acompanhada de distúrbios de glândulas, má nutrição das células cerebrais, causando alterações no metabolismo cerebral.
2. É de origem psíquica — atribuem a doença ao desajustamento progressivo do indivíduo ao ambiente.

Bleuler, o criador do termo, atribui a doença a fatores orgânicos básicos e fatores psicógenos secundários.

Tipos de Esquizofrenia

1. *Forma simples* — paciente apático, descuidado, cansando-se facilmente. Torna-se incapaz de pensar, de concluir uma frase iniciada. Fala coisas "aéreas", sem sentido. Alheia-se aos interesses comuns da vida.
2. *Forma hebefrênica* — reações emocionais inadequadas, tendência a atitudes afetadas. Alucinações auditivas e idéias delirantes. Por vezes, depressão, tristeza e angústia. Tem freqüentes crises de agitação psicomotoras.
3. *Forma catatônica* — rigidez muscular, resistência aos movimentos, negativismo e mutismo. Tendência a repetir sons, palavras ou atitudes (estereotipia). Pode apresentar impulsos agressivos.
4. *Forma paranóide* — transtorno na interpretação de idéias alheias e da realidade. Tem idéias de peregrinação (às vezes lógicas), megalomania. Tem porte orgulhoso e arrogante, é irônico. Tem tendência agressiva motivada por interpretação delirante.

Tratamento

1. Convulsoterapia — nas crises agudas.
2. Drogas psicotrópicas.
3. Dieta controlada.
4. Terapia ocupacional.

O paciente esquizofrênico tratado pode ser recuperado e controlado, voltando à vida normal, mantendo apenas um "defeito esquizofrênico".

Cuidados de Enfermagem

1. Administrar a medicação rigorosamente dentro da prescrição médica.
2. Procurar despertar-lhe interesse por coisas práticas.
3. Ouvir seus delírios procurando dar novas interpretações, jamais desmenti-lo.
4. Falar baixo, dar-lhe atenção, não demonstrar piedade.
5. Cuidados higiênicos rigorosos.
6. Observação constante.

EPILEPSIA — O GRANDE MAL

Perturbação periódica e súbita de consciência, com ou sem convulsões.

Etiologia

Desconhecida. Não é hereditária, herda-se a disritmia cerebral, fator predisponente à epilepsia. Pode ser causada por traumatismos cranianos.

Sintomas

O grande mal é desencadeado na adolescência, havendo a ocorrência de personalidade epileptóide: criança agressiva, egocêntrica, irritável, masoquista e arrogante. Tem sono agitado.

A convulsão epilética tem quatro fases:
1. *Aura* — fase premonitória — o paciente pode sentir náuseas, dores, odores fortes ou zumbidos, soltando muitas vezes um grito alucinante. Dura segundos.
2. *Contração tônica* — em que todos os músculos ficam tensos e contraídos.
3. *Período clônico* — o período convulsivo.
4. *Volta lenta à consciência* — Nessa volta ele pode tornar-se agressivo.

Tratamento

À base de medicamentos anticonvulsivantes.

Cuidados de Enfermagem

1. Durante as crises, proteger a cabeça do paciente.
2. Observar a língua, evitando adequadamente incidentes graves.
3. Não removê-lo do lugar enquanto perdurarem as convulsões.
4. Cessada a convulsão, colocá-lo na cama, arrumar-lhe a roupa e deixá-lo dormir.
5. Observar sua volta à consciência.
6. Procurar esclarecer sempre que epilepsia não é uma moléstia contagiosa.

TOXICOMANIAS

Inclinação irresistível por substâncias tóxicas.
Ela pode ser:
1. *Toxicomania primária* — desejo primário do tóxico devido a uma situação às vezes de insatisfação insuportável.
2. *Toxicomania secundária* — devido ao uso prolongado do veneno, é criado um hábito que ocasiona a toxicomania.
3. *Toxicomania polivalente* — quando se estende de uma droga a várias outras.

Etiologia

Sempre de origem psíquica: insegurança, desajuste, desamor, etc.

Principais Toxicomanias

— Morfinismo: os primeiros consumidores mascavam e fumavam o ópio, extraído de uma planta originária do Oriente, de vários alcalóides entre os quais a morfina, a heroína, a codeína, a papaverina, etc.

Após a ingestão ou injeção, o morfinômano sente-se levemente entorpecido, exterioriza calma e acusa as mais paradoxais sensações. As ilusões e as alucinações variam em cada indivíduo.

Meia hora após a administração, sobrevém a congestão cerebral, as conjuntivas ficam congestionadas, as pupilas mostram-se puntiformes, a expressão é de gozo e o rosto torna-se pálido. Após este período, o indivíduo fica em estado de prostração, com náuseas, vômitos e crises de cólera e impaciência. Vive as quatro etapas marcantes: iniciação, excitação, hábito impulsivo e decadência.

Nas crises de abstinência sente mal-estar e grande abatimento quando se aproxima a hora de tomar a nova dose. A face fica lívida, os lábios brancos, olhos opacos, coriza, cólicas, diarréia, sudorese abundante, dispnéia e tremores. Nesta crise ele prefere ficar deitado no chão, porque a flexibilidade do colchão lhe aumenta o sofrimento.

— *Cocainismo*: a cocaína é o principal alcalóide da coca. Por ter sabor desagradável, o pó é usado como rapé. Na mucosa nasal é rapidamente absorvido.

Os cocainômanos apresentam intumecimento do nariz, perfuração do septo, furunculose nas fossas nasais e alteração no olfato. A face é fixa, a mímica rígida, o riso fácil e imotivado. Os cabelos ficam duros, esbranquiçados e sem brilho, há calvície precoce. Inibe a fome, dá apatia e depressão. Doses exageradas causam parada respiratória e morte.

Pode ser cortada bruscamente porque não provoca sintomas de abstinência.

— *Maconha*: geralmente é por ela que o jovem inicia sua degradação. O efeito é imediato, é um estado de êxtase, de embriaguez, com alucinações, seguida de sono profundo. O resultado imediato é a degradação do caráter, da vontade e a decadência intelectual. A beberagem da planta — haxixe — é excitante. Existem pessoas que apresentam quadros semelhantes a surtos esquizofrênicos.

— *Anfetamina*: a "bolinha" — substância excitante do SNC e do centro respiratório. Provoca distúrbios de conduta. Os que fazem uso da droga apresentam obnubilação de consciência e existem quadros delirantes.

— LSD 25: ácido lisérgico destilamida. Sintético, é um alucinógeno terrível. Doses elevadas provocam alterações no indivíduo por cinco horas. Produz agitação psíquica e reações semelhantes às esquizofrênicas. O LSD provoca o nascimento de crianças deformadas, assim como a talidomida.

— *Alcoolismo*: perturbações orgânicas e mentais resultantes do abuso da ingestão de álcool. A forma aguda é a embriaguez; a forma crônica é a toxicomania.

O alcoólatra em fase adiantada pode apresentar *delirium tremens* — *psicose* que ocorre freqüentemente no decurso da intoxicação.

Sintomas

Tremor, convulsão, alucinação, febre, confusão mental, sudorese, congestão da face, pupilas dilatadas, hipertonia muscular e hiper-reflexia.

É preciso não esquecer que o alcoólatra é um doente.

Tratamento

É muito complexo em qualquer toxicomania. Nas fases agudas impõe-se a internação e eles são tratados como pacientes agudos.

Passada esta fase, há uma integração médico-psicólogo, família-assistente social, que acompanham o paciente no tratamento crônico. É preciso sempre encontrar o motivo que o levou ao vício. O tratamento é ambulatorial.

No alcoolismo, temos que destacar o trabalho do A.A. — Alcoólicos Anônimos —, verdadeiros benfeitores sociais, lutando contra esse vício de maneira abnegada e não lucrativa. Para enviar seu alcoólatra ao A.A. é preciso que ele demonstre desejo de se curar. Não é válido forçar o paciente.

Cuidados de Enfermagem

- Higiene — incentivar o doente a manter-se limpo e apresentável.
- Observação — deve ser rigorosa no sentido de atendê-lo nas suas necessidades.
- Medicação — administrar corretamente a medicação prescrita.
- Aceitação — através de atitudes compatíveis, mostrar que ele é aceito e procurar integrá-lo no grupo.
- Proporcionar meios para sua recuperação total, física e psíquica, observando sua alimentação, exercícios físicos, respiratórios, etc.
- Procurar orientar os familiares ajudando-os a compreender a doença.
- Observação rigorosa quanto às visitas para que não introduzam tóxicos no hospital.
- Anotar as alterações do paciente.
- Cuidar do seu repouso segundo a indicação médica.

OLIGOFRENIAS

As oligofrenias são enfermidades que se caracterizam por uma deficiência global de toda a atividade psíquica. Os oligofrênicos são classificados de acordo com seu nível de desenvolvimento mental em:

- Idiota — desenvolvimento mental de 1 a 3 anos.
- Imbecil — desenvolvimento mental de 3 a 6 anos.
- Débil mental — desenvolvimento mental de 7 a 12 anos.

ETIOLOGIA

A mais variada — hereditariedade, certas moléstias da mãe durante a gestação, traumatismos antes e durante o parto, sífilis congênita.

CARACTERÍSTICAS

Idiota — não consegue aprender a linguagem de modo satisfatório.
Imbecil — consegue aprender a falar mas é incapaz de ler.
Débil mental — consegue ser alfabetizado com técnicas especiais.
- Os deficientes mentais podem apresentar periodicamente episódios psicóticos.

PROFILAXIA

É feita através de educação social, pré-natal e pré-nupcial.

TRATAMENTO

Os oligofrênicos são tratados por médicos especiais e assistidos em escolas especializadas que têm como finalidade reeducá-los e adaptá-los à sociedade em que vivem.

O pior problema do oligofrênico é a sua aceitação pela sociedade e muitas vezes até pela família.

A enfermagem cuida dos oligofrênicos quando internados e participa de todas as atividades específicas quando solicitada.

PSICOSE-MANÍACO-DEPRESSIVA — PMD

Diferentes tipos de sintomas se encaixam dentro deste quadro clínico e todos eles envolvem grandes perturbações da afetividade.

Geralmente há períodos de saúde mental no decorrer da doença.

Os períodos da doença podem ser maníacos, quando há excitação, muita atividade, agitação e loquacidade. Nos períodos depressivos há desânimo, pouca atividade, tristeza, depressão e angústia. Esses sintomas são constantes, alternados e cíclicos.

Tratamento

Com psicóticos e eletroconvulsoterapia, dependendo da fase em que estiver. Há um índice bom de cura de PMD, podendo às vezes haver recidiva.

Cuidados de Enfermagem

Os cuidados gerais com o doente mental, tendo a precaução de observar e agir de acordo com a fase que ele atravesse.

CONVULSOTERAPIA PELO ELETROCHOQUE

Tratamento dos distúrbios mentais pela passagem de uma determinada corrente elétrica através da região têmporo-frontal, por meio de um aparelho especial que permite graduar a voltagem e o tempo mediante dispositivos adequados.

Cuidados de Enfermagem

— Preparo psicológico.
— Verificar todo o material da sala: medicação de urgência, oxigênio, etc.
— Não administrar sedativos no horário que antecede a aplicação.
— Jejum no dia do tratamento.
— Se possível, vestir-lhe uma camisola ou deixar sua roupa afrouxada.
— Fazê-lo urinar antes do tratamento.
— Remover tudo o que possa machucá-lo: prótese, relógios, grampos, etc.
— Verificar TA.
— Deitá-lo em decúbito dorsal e colocar um pequeno travesseiro sob as costas, ao nível da curvatura dorsolombar.
— Pedir ao paciente para morder o rolo de borracha ou compressa.
— Auxiliar o médico no tratamento.
— Terminada a fase clônica, retirar o protetor da língua e o travesseiro, colocando-o em decúbito lateral.

— Anotar no prontuário: data e hora do tratamento, voltagem usada, número de aplicações, resultados obtidos e intercorrências, se houver.

Nota: é preciso muita atenção com o paciente submetido a esse tratamento. É de suma importância incentivar seu interesse pelo tratamento, esclarecer suas dúvidas e procurar fazer com que ele tenha uma atitude otimista para com os resultados.

Fases do ECT

1. perda da consciência;
2. crise espasmódica;
3. crise convulsiva;
4. obnubilação ao despertar;
5. consciência plena ao despertar.

Psicofármacos

São medicamentos com ação efetiva no comportamento humano.

Classificação

— Tranqüilizantes ou ataráxicos: são os tranqüilizantes menores cuja ação reduz as esferas menos profundas da mente. Grupo de hiroxinas, diazepina, meprobanato, etc.
— Tranqüilizantes maiores ou neurolépticos: são depressores do sistema nervoso central e atuam sobre o comportamento humano psicótico (delírios, alucinações, agressividade excessiva, etc.), como o grupo do haloperidol e da tiradazina.
— Psicolépticos: aceleram as funções psíquicas, muito usados em crises de depressão. Ex.: himipramina, desipramina, etc.
— Sedativos hipnóticos: são depressores do sistema nervoso central reduzindo o estado de hiperexcitabilidade psíquica. São todos os tranqüilizantes com grande teor de barbitúricos.
— Anticonvulsivantes: atuam sobre o sistema nervoso central, fazendo a prevenção de crises de contrações clônicas.

Cuidados de Enfermagem

— Observação rigorosa das doses diárias.
— Observação vigilante de seus efeitos.
— Anotação detalhada das alterações do comportamento do paciente.
— Atenção para a presença dos sinais de toxicidade: cianose, dispnéia e sudorese.
— Jamais entregar o medicamento na mão do paciente. Ter o cuidado de vê-lo ingerir a medicação.
— Atendê-lo em suas necessidades. Ele tem polidipia, causada pela medicação.

IMPREGNAÇÃO

Conjunto de sinais e sintomas neurológicos que ocorrem com pacientes em uso de neurolépticos.

Este quadro deve-se ao acúmulo de concentração dos neurolépticos derivados das reserpinas, fenotiazinas ou butinofenas, nos núcleos cinzentos da base encefálica, determinando o aparecimento de sinais de desordem neurológica transitória.

Sintomas

— Perturbações de marcha.
— Rigidez e espasmos musculares.
— Sudorese.
— Sialorréia intensa.
— Olhar parado.
— Tremor de extremidades.

Cuidados de Enfermagem

O paciente impregnado requer uma atenção maior da enfermagem quanto à observação, higiene e alimentação. Oferecer-lhe sempre água, já que a medicação produz sede intensa.

TERAPÊUTICA OCUPACIONAL — TO

A terapêutica ocupacional prepara o homem para sua reabilitação, utilizando as partes conservadas de sua personalidade, melhorando com seus próprios métodos as partes adoecidas, ajudadas por técnicas médicas e psicológicas.

Tipos de Atividades

— Atividades motoras: ginástica, futebol, vôlei, basquete, entalhamento em madeira e trabalhos agropecuários em geral.
— Atividades sociais: festas religiosas, de aniversário, folclóricas, juninas, teatro, etc.
— Atividades auto-expressivas: desenho, pintura, gravura, modelagem, dança, mural, etc.
— Para os pacientes excitados, as atividades motoras favorecem uma canalização de energias e tensões. Já nos deprimidos elas são estimulantes.
— As atividades sociais servem como socializadoras, principalmente dos pacientes inibidos de qualquer natureza.
— As atividades auto-expressivas são produtos de fantasias do paciente que as motivam e originam. Servem para ajudar o paciente a dizer melhor, através desta linguagem mais fácil, tudo sobre seus sentimentos. Ninguém deve interferir nestas atividades.

Em todas as atividades ocupacionais, o paciente deverá ser respeitado dentro da responsabilidade que lhe é conferida.

A TO é tratamento, reabilitação e aprendizado.

A TO é um meio enquanto a reabilitação é um fim.

O resultado obtido pelo trabalho terapêutico do paciente não deverá ser vendido, porque guarda aspectos de seu tratamento.

Próximo à alta, quando se faz sua readaptação social, pode ser vendido quando por ele autorizado e aplicados seus resultados à própria sobrevivência.

O Auxiliar de Enfermagem na TO

O auxiliar de enfermagem acompanha, sempre que possível, as atividades ocupacionais de seus pacientes.

— Fornece dados ao terapeuta para orientá-lo quanto ao estado do paciente.
— Faz-se presente em todas as atividades sociais, colaborando e estimulando tudo o que for feito.
— Respeita o trabalho de seu paciente, encarando-o como elemento importante na sua recuperação.
— É o profissional amigo e companheiro de todas as horas.

BIBLIOGRAFIA

1. Araújo MJB. Ações de enfermagem em saúde pública e doenças transmissíveis. Bezerra de Araújo Editora Ltda. Rio de Janeiro, 1983.
2. Araújo MBJ. Higiene e profilaxia. Bezerra de Araújo Ltda. Rio de Janeiro, 1982.
3. Bloch SS. Desinfection, sterilization and preservation. Lea & Febiger, 1980.
4. Brunner LS, Suddarth DS. Enfermagem médico-cirúrgica. Editora Interamericana. Rio de Janeiro, 1977.
5. Castle M. Hospital infection control. Principles and practice. John Wiley & Sons, 1980.
6. Doenças e vacinas de PAI — planejamento, administração e avaliação. Fundação Oswaldo Cruz, Rio de Janeiro, 1979.
7. Microbiologia de Davis. Vol. 1, Editora Harper e Roco do Brasil Ltda., 1975.
8. Souza EF. Novo manual de enfermagem. 5ª edição. Bruno Buccini/editor. Rio de Janeiro, 1972.
9. Waechter EH, Blake FG. Enfermagem pediátrica. Coordenadora médica: Jane Phillips Lipp. Editora Interamericana. Rio de Janeiro, 1981.
10. Ziegel EE, Cranley MS. Enfermagem obstétrica. Editora Interamericana. Rio de Janeiro, 1982.
11. Enfermagem Médico-Cirúrgica. Lilian Sholtis Brunner. Doris Smith Suddarth. Editora Interamericana. Rio de Janeiro, 1977.
12. Novo Manual de Enfermagem. Elvira de Felice Souza. 5ª edição. Bruno Buccini/editor. Rio de Janeiro, 1972.
13. Ações de Enfermagem em Saúde Pública e Doenças Transmissíveis. Bezerra de Araújo Editora Ltda. Rio de Janeiro, 1993.
14. Higiene e Profilaxia. Maria José Bezerra de Araújo. Bezerra de Araújo Editora Ltda. Rio de Janeiro, 1982.
15. Doenças e Vacinas de PAI — Planejamento, Administração e Avaliação. Fundação Oswaldo Cruz, Rio de Janeiro.
16. Microbiologia de Davis. Vol. 1. Editora Harper e Roco do Brasil Ltda, 1979. Desinfection, sterilization and preservation. Seymour S. Block. Lea & Febiger.
17. Hospital Infection Control. Principles and Pratice. Mary Castle — John & Sons.
18. Enfermagem Pediátrica. Eugenia H. Waechter, Florence G. Blake. Coordenadora médica: Jane Phillips Lipp. Editora Interamericana. Rio de Janeiro.
19. Enfermagem Obstétrica. Emma E. Ziegel, Mecca S. Cranley. Editora Interamericana, Rio de Janeiro.